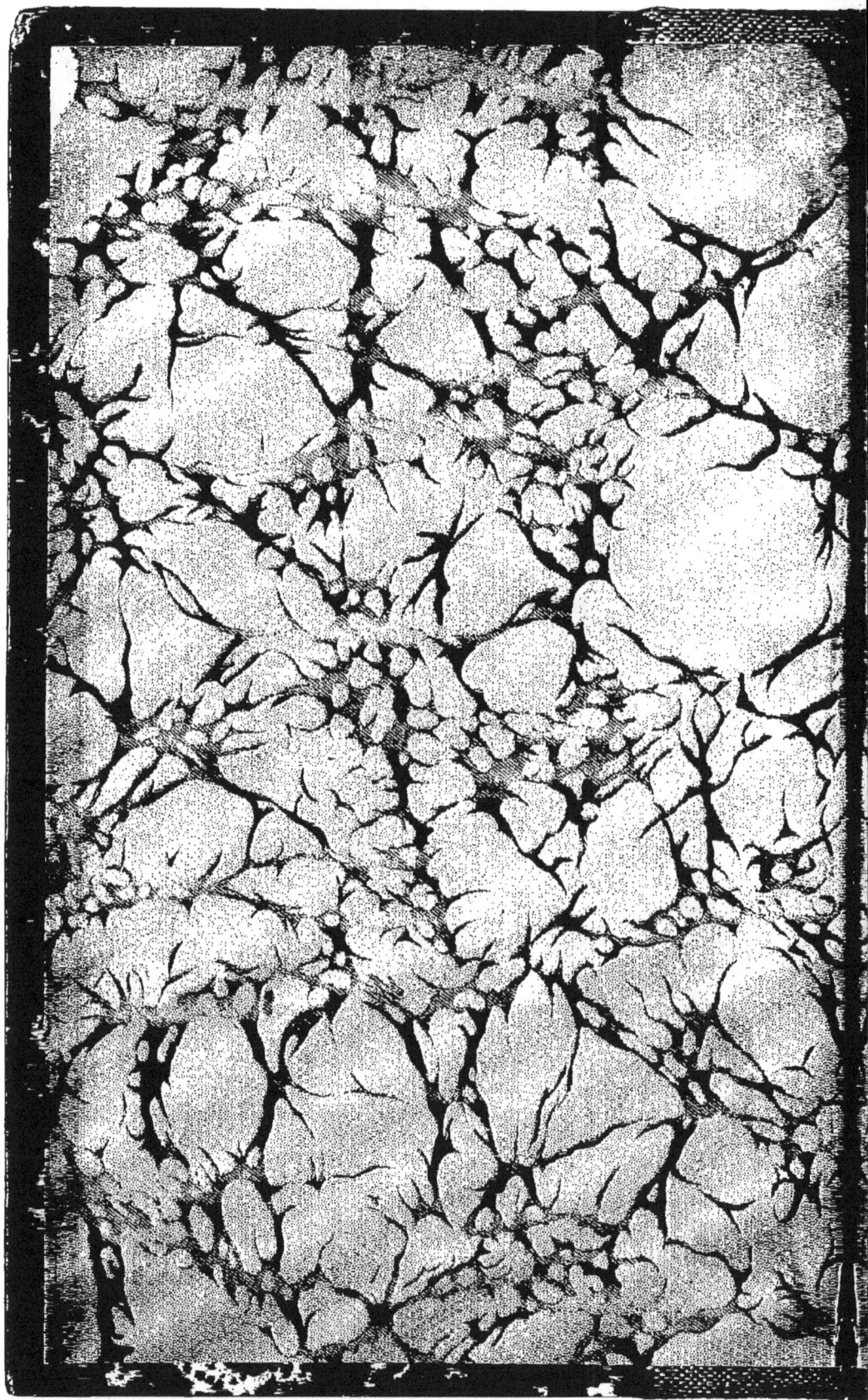

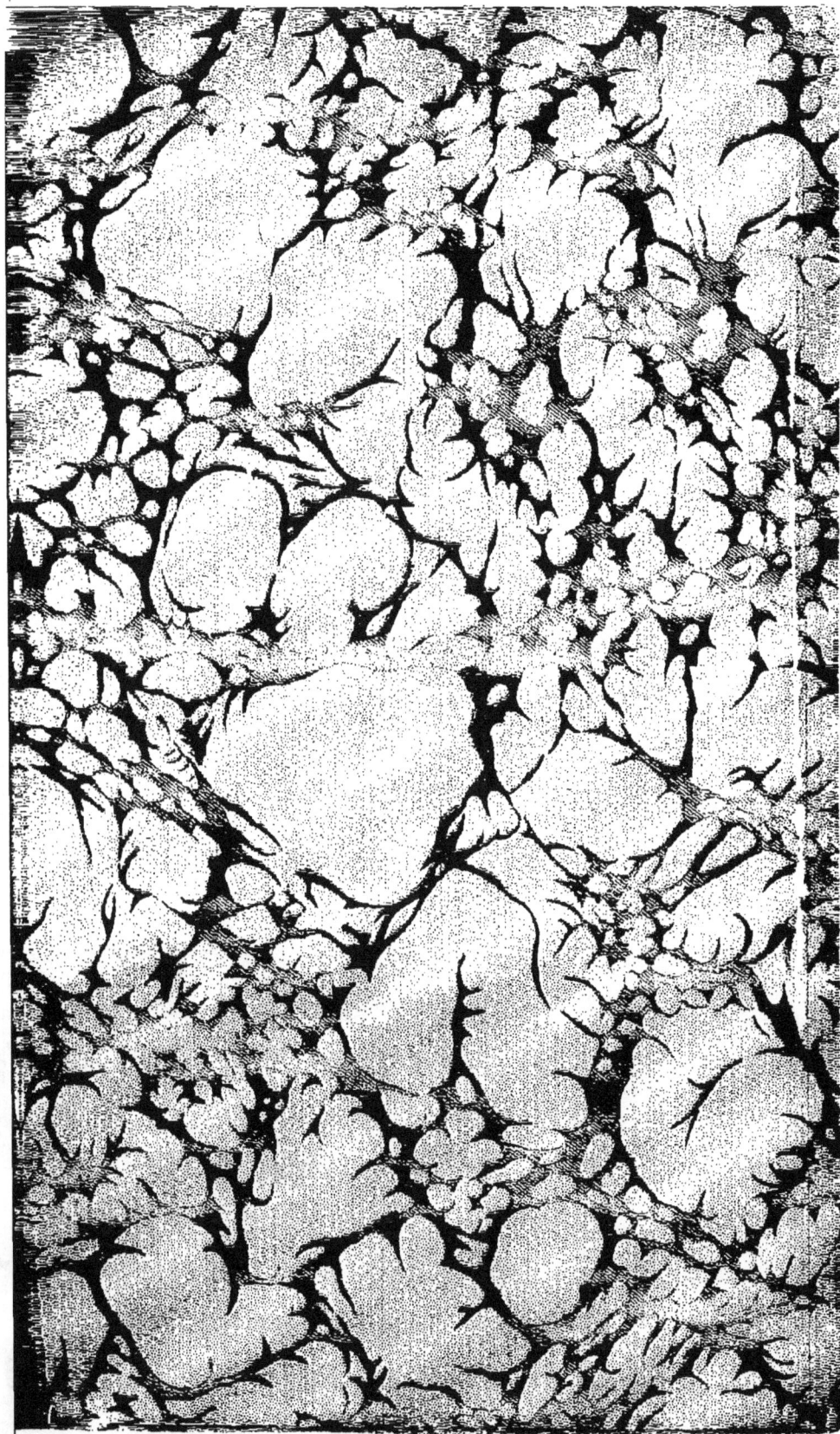

DE LA RESPIRATION

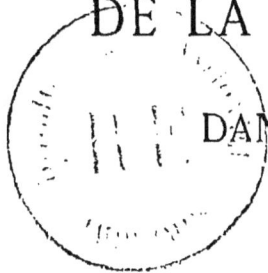

DANS LE CHANT

DE LA

RESPIRATION

DANS LE CHANT

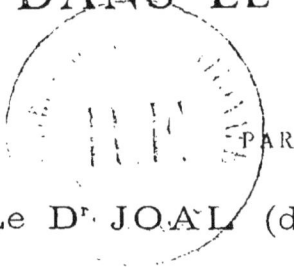

PAR

Le Dr JOAL (du Mont-Dore)

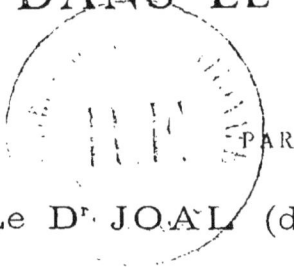

———◦———

PARIS

RUEFF ET Cie ÉDITEURS

106, BOULEVARD SAINT-GERMAIN, 106

——

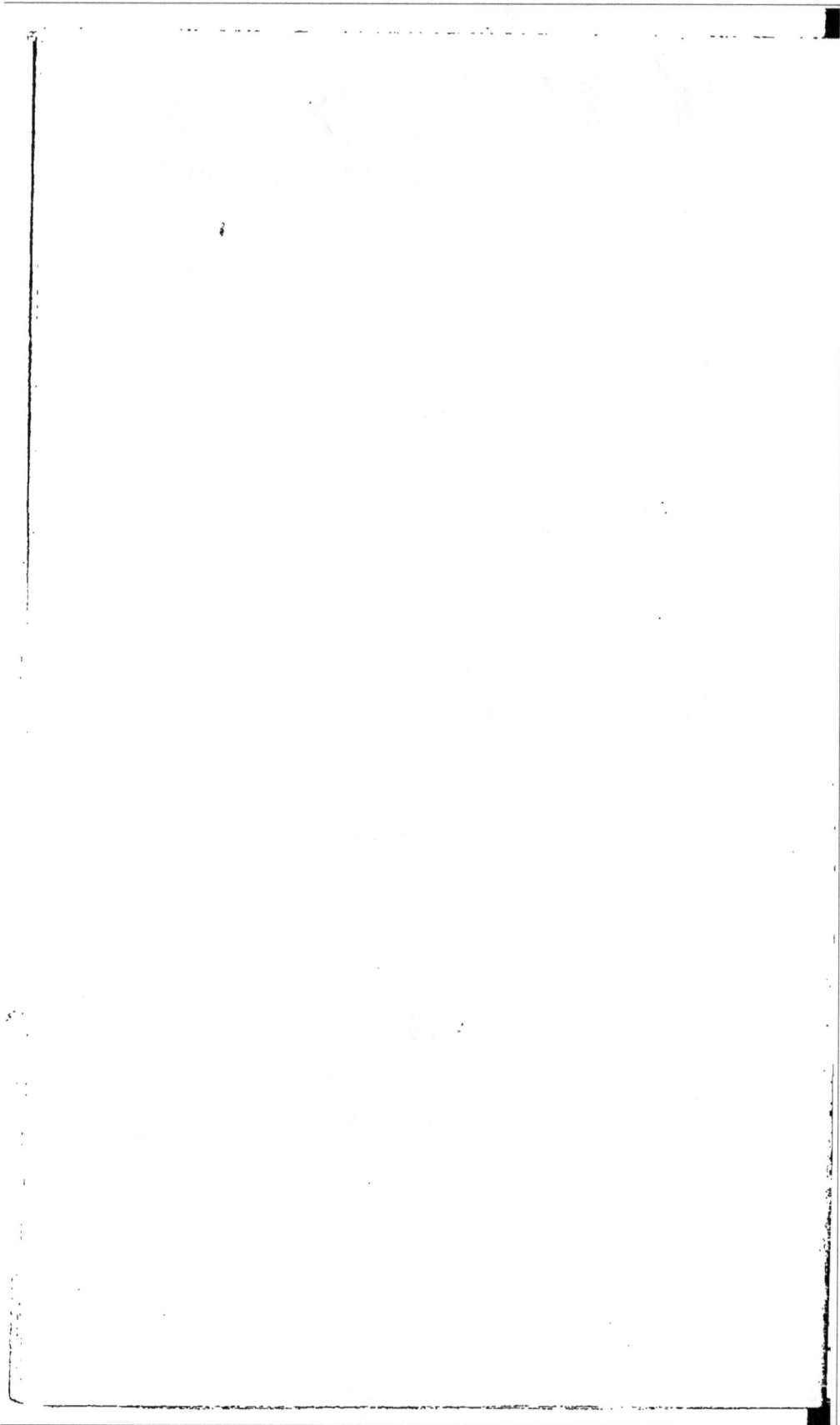

A

Mon Ami Jean de RESZKÉ

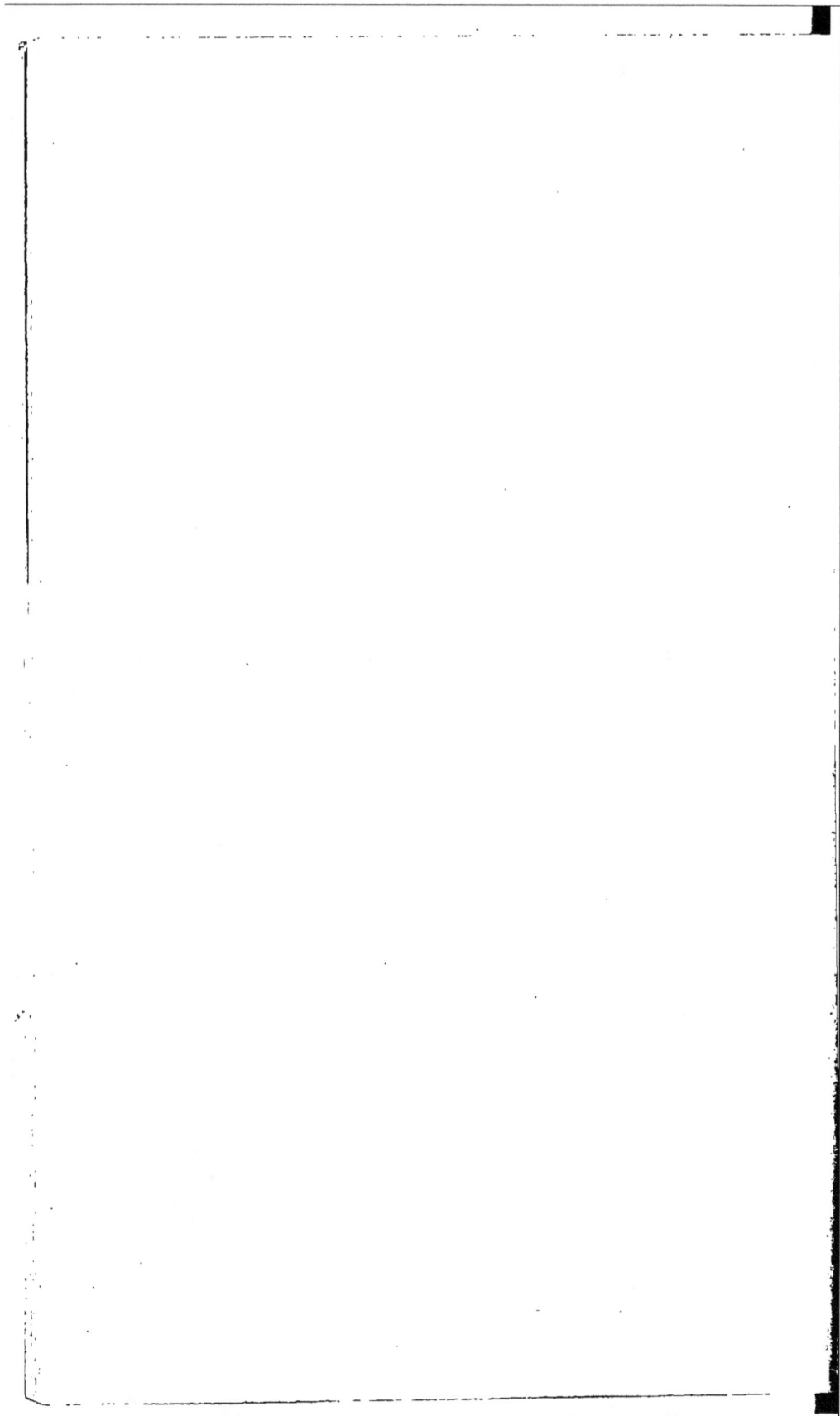

INTRODUCTION

Le sujet que nous allons étudier ne relève pas exclusivement de la physiologie ; il a un côté artistique dont l'importance ne saurait être méconnue. Aussi n'aurions-nous jamais osé écrire ce livre, si à notre bagage scientifique ne venaient s'ajouter quelques connaissances vocales et musicales, et si nous n'avions pu nous-même nous adonner à l'art du chant.

Depuis longtemps, nous nous préoccupons de l'intéressante question : comment faut-il respirer en chantant ? Déjà au début de notre vie médicale, il y a plus de vingt ans, nous avions été vivement impressionné par la lecture du fameux mémoire du docteur Mandl, et notre expérience personnelle nous avait rangé parmi les adversaires de la respiration abdominale.

Mais il nous semblait alors téméraire de prendre parti en faveur de l'ancienne méthode italienne et de combattre les nouvelles doctrines acceptées en France par la plupart des professeurs de chant. Notre opposition fut toute platonique jusqu'en 1885, époque où nous eûmes la bonne fortune de nouer des relations amicales avec M. Jean de Reszké, qui, en partisan convaincu de la respiration costale, nous engagea à rompre une lance pour la bonne cause.

L'illustre artiste n'a cessé de nous prodiguer ses excellents conseils et nous a permis de mettre à large contribution sa grande expérience et sa remarquable érudition en matière de chant ; aussi sommes-nous heureux de lui témoigner notre profonde reconnaissance en lui dédiant ce livre.

Nous nous appuyons sur l'incontestable autorité de M. Jean de Reszké pour recommander aux chanteurs de prendre leur souffle d'après les règles suivantes :

1° Ne pas soulever la clavicule et les premières côtes ;

2° Dilater amplement la partie inférieure du thorax ;

3° Déprimer la paroi de l'abdomen dans sa portion inférieure, au niveau des régions ombilicale et hypogastrique.

Nous commencerons par rappeler quelques notions d'anatomie et de physiologie, nécessaires à la compréhension du sujet ; nous étudierons les différents types respiratoires, en montrant les inconvénients et les avantages de chaque mode, et en établissant la supériorité du type costal sur le claviculaire et l'abdominal.

Puis, nous envisagerons la respiration artistique, au point de vue de son éducation, de son hygiène; enfin, après avoir indiqué les troubles vocaux engendrés par la faiblesse respiratoire, nous dirons quelques mots des états morbides qui diminuent la capacité pulmonaire.

Notre but sera atteint si nous parvenons à convaincre nos confrères en laryngologie, les professeurs de chant et les artistes de la justesse de nos idées, et si nous pouvons les ramener aux sages traditions des vieux maîtres italiens.

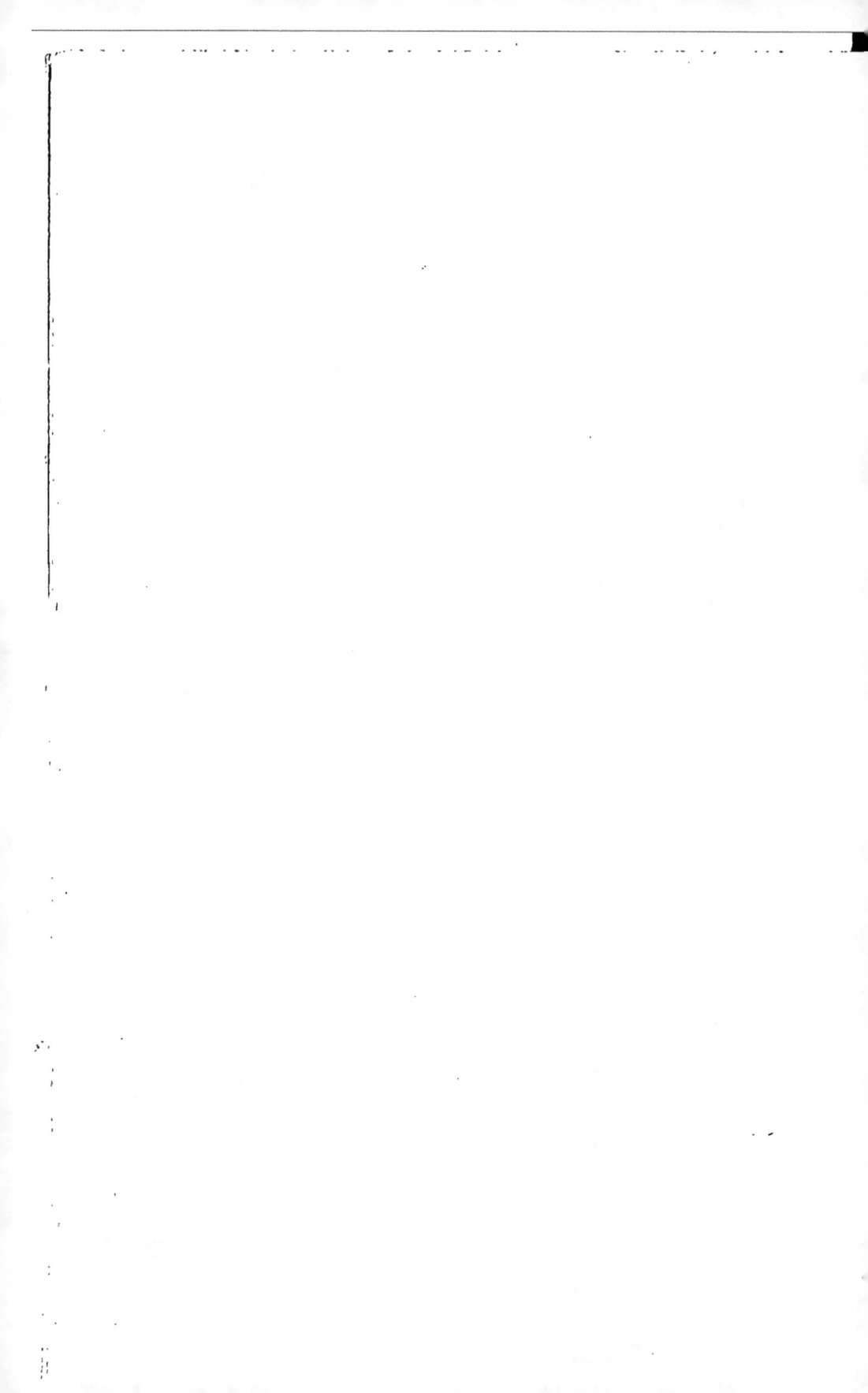

DE

LA RESPIRATION

DANS LE CHANT

CHAPITRE PREMIER

SOUFFLET RESPIRATOIRE, NOTIONS D'ANATOMIE ET DE PHYSIOLOGIE

De la cage thoracique. Sa forme ; pièces osseuses qui la constituent. — Bronches, poumons. Vide pleural. — De l'inspiration. Mouvements d'élévation des côtes. Muscles inspirateurs externes. Diaphragme. — De l'expiration. Rôle de la paroi thoracique, passif dans l'expiration simple, actif dans l'expiration forcée.

L'appareil de la phonation se compose :

1° Des fosses nasales, de la bouche, du pharynx, tuyau vocal qui modifie et renforce le son ;

2° Du larynx, dont les cordes inférieures produisent le son, en vibrant sous l'influence du courant d'air expiré ;

3° De la trachée et des bronches, qui constituent un véritable porte-vent ;

4° De la cage thoracique et des poumons, qui

1

ont une double mission : celle de fournir l'air et celle de renforcer le son ; leur action est comparable à celle de la soufflerie dans l'orgue, et en même temps à celle de la caisse sonore dans le piano.

Nous n'avons pas à nous occuper ici des parties supérieures de l'instrument humain, nez, bouche, pharynx, larynx. Aussi nous bornerons-nous à donner quelques notions d'anatomie et de physiologie sur la constitution et le fonctionnement du soufflet respiratoire, qui seul nous intéresse en ce moment.

Si l'on examine la poitrine d'un sujet bien constitué, elle présente la forme d'une pyramide quadrangulaire dont la base est formée par les épaules et dont le sommet se confond avec l'abdomen. Mais cette poitrine, dépourvue de ses parties molles, de ses masses musculaires, a un aspect tout différent : la cage thoracique représente alors un cône un peu aplati d'avant en arrière, dont le sommet regarde les épaules.

Le cône est limité : en arrière, par la portion dorsale de la colonne vertébrale ; en avant, par le sternum et les clavicules ; latéralement, par les côtes, qui, sur le squelette, sont séparées les

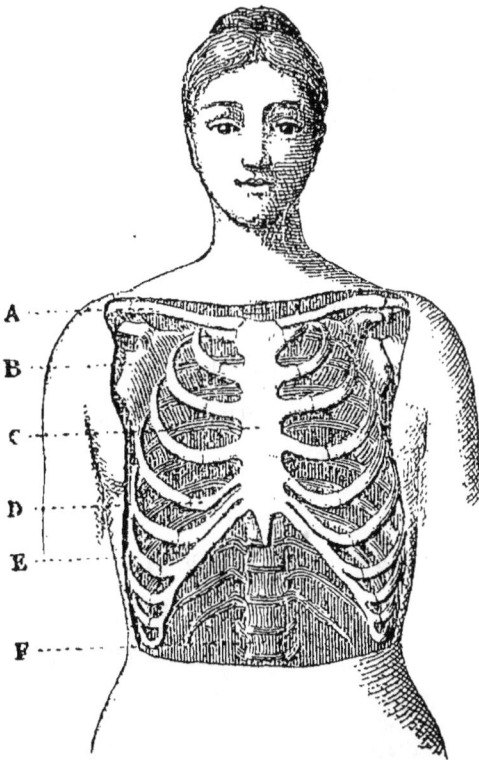

FIG. 1. — Cage thoracique.

A. Clavicule. — B. Omoplate. — C. Sternum. — D. Cartilage costo-sternal. — E. Sixième côte. — F. Colonne vertébrale.

unes des autres par des espaces vides, mais qui, sur le vivant, sont réunies par les muscles intercostaux internes et externes, rendant ainsi tous ces arcs osseux solidaires les uns des autres. La base du cône est formée par un grand muscle, le diaphragme, qui s'attache à tout le bord inférieur du thorax, séparant ainsi la cavité thoracique de la cavité abdominale.

Le sommet du cône est entièrement rempli par les organes qui vont du cou au thorax. Parmi ces organes, il convient de noter le conduit trachéal, qui met en communication avec l'air atmosphérique la cavité thoracique close de toute part.

C'est dans cette chambre à parois osso-musculaires que sont logés les poumons, qui en occupent la plus grande partie ; une portion de la cavité est réservée au cœur et aux gros vaisseaux.

Les poumons, complètement séparés l'un de l'autre, de volume différent, ont la forme d'un cône à sommet supérieur. Chacun d'eux est essentiellement constitué par de nombreux canaux, qui se divisent, se subdivisent à l'infini, et portent successivement les noms de *grosses, moyennes, petites bronches*, de *canalicules res-*

pirateurs. Ces dernières ramifications se ter-
minent par un cul-de-sac renflé, une petite cavité
appelée *lobule pulmonaire* et renfermant elle-
même les *vésicules pulmonaires*. Ces vésicules
sont comme les feuilles de l'arbre respiratoire;
c'est à leur surface que se font les échanges gazeux qui s'effectuent entre le sang et l'air atmosphérique. On a calculé que les poumons d'un
homme adulte ne contenaient pas moins de six
cent millions de ces vésicules.

Entre le poumon et la cage thoracique existe
une cavité séreuse, essentiellement virtuelle, la
cavité pleurale qui, à l'état normal, est entièrement
vide, ne contenant ni eau, ni gaz, ni liquide. Les
deux feuillets de la plèvre peuvent jouer et glisser
l'un sur l'autre; mais ils ne peuvent pas s'écarter, puisque la pression atmosphérique qui
s'exerce à la surface interne du poumon les
maintient appliqués l'un contre l'autre. Le poumon, d'après Mathias Duval (1), adhère à la cage
thoracique et doit en suivre chaque mouvement,

(1) *Cours de Physiologie;* Paris, Baillière, éditeur.

absolument comme un caillou, sur lequel on
applique exactement un morceau de cuir mouillé,
suit ce morceau de cuir quand on le soulève. Ce
jouet bien connu des enfants représente le mécanisme par lequel le cône thoracique force le
cône pulmonaire à se dilater au moment de l'*inspiration*, premier temps de la respiration, qu'il
nous faut maintenant étudier.

Le mouvement inspiratoire a pour effet d'accroître la capacité de la cage thoracique, en éloi-
gnant la base du sommet et en écartant les
parois latérales, autrement dit en augmentant
les trois diamètres : antéro-postérieur, transversal
et vertical du thorax.

Les *diamètres antéro-postérieur* et *transversal*
sont élargis par un seul et même mouvement,
l'élévation des côtes.

Les côtes, arcs osseux, obliques de haut en
bas, d'arrière en avant et de dedans en dehors,
s'appuient en arrière sur la colonne vertébrale,
qui est immobile, et se réunissent en avant au
sternum, point mobile. Il nous paraît facile à

comprendre que si les extrémités antérieures des côtes sont élevées, le sternum se trouve porté en avant et doit s'écarter de la colonne vertébrale, en agrandissant le diamètre antéro-postérieur. C'est le même jeu que pour les deux montants d'une échelle à échelons obliques : les montants s'éloignent l'un de l'autre lorsque les échelons se rapprochent de l'horizontale.

En plus, le plan incliné de dedans en dehors et de haut en bas que forme la côte se relève en tournant autour d'un axe oblique qui va du sternum à la colonne vertébrale et qui repré-sente la corde de l'arc formé par la côte ; la convexité de celle-ci se porte donc en dehors, d'où dilatation transverse du thorax.

Ces mouvements des côtes sont sous la dépendance de certains muscles appelés *éléva-teurs des côtes*. Ce sont, dans les inspirations ordinaires :

Les intercostaux externes, les surcostaux, les scalènes, le petit dentelé postérieur et supérieur, le cervical descendant.

Dans les inspirations plus amples s'ajoute

l'action du grand dentelé, du grand pectoral, du petit pectoral et du grand dorsal.

Enfin, dans les inspirations excessives, on voit intervenir le sterno-cléido-mastoïdien, le trapèze, le rhomboïde, l'angulaire de l'omoplate, le splenius, les grand et petit droits postérieurs de la tête.

L'allongement du *diamètre vertical* est dû à la contraction du diaphragme. Cette large cloison musculaire s'insère en arrière aux vertèbres lombaires par deux gros faisceaux à direction verticale, appelés les *piliers du diaphragme*, sur les côtés aux six dernières côtes, enfin en avant à la pointe du sternum. Toutes les fibres issues de ces points d'insertion convergent vers un centre commun, aponévrotique, ayant la forme d'une feuille de trèfle et nommé *centre phrénique*.

La surface du diaphragme est beaucoup plus étendue que le cercle circonscrit par ses points d'insertion ; aussi présente-t-il l'aspect d'une voûte à convexité supérieure, sur laquelle reposent le cœur et ses enveloppes. On suppose généralement que ce muscle redresse sa courbure

en se contractant et qu'ainsi il augmente le diamètre vertical de la cavité dont il forme la base,
base qui serait convexe vers le haut pendant le
repos du muscle et presque plane pendant sa
contraction. Mais nous ferons remarquer, avec
Mathias Duval, que la courbure du diaphragme
est moulée exactement sur celle des viscères
abdominaux, à droite, par exemple, sur celle du
foie; donc, quand le muscle se contracte, il ne
peut que faiblement modifier cette convexité,
cette courbure qu'il déplace plutôt de haut en
bas, en refoulant devant lui les viscères. Il agit
donc à la façon d'un piston de forme convexe
qui se meut dans le corps de pompe constitué
par la cage thoracique.

Nous verrons plus loin qu'à cette action manifeste du diaphragme sur le diamètre vertical de la
poitrine vient s'en joindre une seconde, plus dis-
cutée, sur les autres diamètres. Le centre voûté
du muscle deviendrait alors relativement fixe, en
prenant un point d'appui sur les viscères abdominaux; et sa périphérie, dont les points d'insertion costaux sont mobiles, serait portée en haut,

d'où élévation des côtes et, par suite, accroissement des diamètres transverse et antéro-postérieur.

En un mot, dans l'*inspiration*, la dilatation du thorax s'opère dans tous les sens, et elle se produit par l'intervention de puissances musculaires ; le poumon est ici purement passif ; le rôle actif appartient tout entier à la cage thoracique.

Dans l'*expiration*, qui constitue le second temps de l'acte respiratoire (expulsion de l'air), le rôle actif est réservé au poumon, la paroi thoracique devenant à son tour passive. L'organe pulmonaire est, en effet, contractile et élastique. La contractilité est due à la présence de fibres musculaires lisses (muscles de Reisseissen) dans la paroi des petites bronches. L'élasticité est une propriété que le tissu pulmonaire possède au plus haut point et qui se démontre facilement de la façon suivante : prenez, chez un boucher, les organes respiratoires d'un veau et insufflez par la trachée le poumon ; celui-ci se dilate sous l'effort de l'air, puis revient brusquement sur lui-même, aussitôt que l'insufflation a cessé. Il se comporte comme un ballon en caoutchouc.

Dès lors, le mécanisme de l'expiration sera facile à expliquer. Au moment de l'inspiration, le poumon n'accompagne que malgré lui la paroi thoracique, son élasticité luttant contre les muscles inspirateurs. Mais que ces muscles cessent de se contracter, et aussitôt l'élasticité pulmonaire, dont le jeu n'est plus entravé, reprend sa liberté d'action : le poumon revient sur lui-même et, vu le vide pleural, entraîne avec lui la paroi thoracique.

L'expiration s'effectue ainsi dans les conditions ordinaires de la vie.

Au contraire, dans l'*expiration forcée*, la paroi thoracique ne se contente plus alors de suivre le mouvement de retrait du poumon ; elle prend un rôle actif et comprime les poumons, pour augmenter la vitesse et l'énergie du courant d'air. Certains muscles interviennent alors et agissent en sens inverse des forces inspiratrices ; ils abaissent les côtes. Ces *muscles expirateurs* sont les intercostaux internes, les sous-costaux, le triangulaire du sternum, le petit dentelé inférieur, le carré des lombes et aussi les muscles de la paroi abdominale dans certaines conditions.

Nous verrons que, dans le chant, l'expiration est toujours active.

CHAPITRE II

DES TYPES RESPIRATOIRES

Types claviculaire, abdominal, costal ; leur définition. — Dans la respiration ordinaire, l'enfant est tributaire du mode abdominal, l'homme adulte est soumis tantôt au mode abdominal, tantôt au mode costal. — La femme se sert du mode claviculaire. Influence du corset. — Tracés pneumographiques recueillis sur des femmes non civilisées. Prépondérance de l'action du diaphragme dans la respiration tranquille.

Dans les mouvements ordinaires de la respiration, l'élargissement de la poitrine ne porte pas également sur les trois diamètres du thorax. Suivant les individus, la dilatation s'opère dans des points différents de la paroi thoracique, soit au sommet, soit au milieu, soit à la base. Il suffit, en effet, de jeter les yeux sur quelques personnes pour constater que les unes respirent du *ventre*, les autres de la *poitrine*.

On peut, au reste, faire varier expérimentalement le mode de l'inspiration. En comprimant fortement le thorax à la partie inférieure, l'agrandissement de la poitrine se fait, surtout aux dépens de sa partie supérieure.

Si l'ampliation thoracique se manifeste principalement vers les premières côtes, la respiration est dite *claviculaire*.

Dans le *type costal*, le mouvement respiratoire est surtout accusé au niveau des côtes moyennes et inférieures.

Dans le *type abdominal*, l'élargissement de la poitrine résulte avant tout du jeu du diaphragme.

La plupart des auteurs admettent ces trois modes respiratoires, à l'exemple de MM. Beau et Maissiat, qui les premiers en 1842 (1) en ont donné une excellente description et en ont exposé les caractères distinctifs de la façon suivante:

Type claviculaire. — La plus grande étendue des mouvements a lieu sur les côtes supérieures et surtout sur les premières qui sont portées en haut et en avant. La clavicule et le sternum participent à ce mouvement, qui va en s'affaiblissant à mesure que l'on

(1) *Archives générales de Médecine*, 1842-1843.

descend des côtes supérieures aux inférieures. L'abdomen rentre pendant l'inspiration.

Type abdominal. — Dans ce mode, il y a fixité à peu près complète du thorax. Les modifications se passent du côté du ventre, surtout sur la ligne médiane. Le diaphragme se contracte, en prenant un point d'appui sur les côtes; il abaisse le centre phrénique et les viscères abdominaux, qui soulèvent la paroi de l'abdomen à l'inspiration.

Type costal. — Les changements se manifestent surtout au niveau des côtes inférieures. Le sternum se meut en bas, tandis que sa partie supérieure reste immobile comme la première côte.

La paroi abdominale n'est pas soulevée à l'inspiration, et même, chez certains sujets, elle s'aplatit.

Dans la *respiration ordinaire,* calme, tranquille, les individus étant donc soumis à l'un de ces trois types, il est intéressant de rechercher quelles conditions physiologiques peuvent influencer le mode respiratoire.

De nombreuses observations, des expériences répétées ont fait reconnaître que la manière de respirer variait suivant l'âge et le sexe des sujets.

Les auteurs sont unanimes à soutenir que l'*enfant* est tributaire du type abdominal.

Mais, pour l'*homme* adulte, il y a déjà divergence d'opinions. La grande majorité des physiologistes professe une doctrine qui est généralement acceptée dans le monde scientifique et artistique, à savoir : que l'homme emploie le mode abdominal.

Par contre, MM. Dally, Witkonski, ainsi que MM. Bergonié et Viault attribuent à l'homme le type costo-inférieur.

Ces derniers auteurs (1) exposent ainsi dans leur récent ouvrage le résultat de leurs recherches entreprises au moyen de la méthode graphique, c'est-à-dire avec des instruments enregistreurs.

« Si l'on applique, successivement chez un homme, chez une femme, chez un enfant, trois

(1) *Traité de Physiologie humaine*; Paris, 1884; Doin, éditeur.

pneumographes identiques, et placés autour du corps à des hauteurs différentes, le premier embrassant la poitrine au niveau des côtes supérieures, le second au niveau des côtes inférieures, le troisième au niveau de l'ombilic, on constate que les courbes tracées par les trois pneumographes ont des amplitudes fort différentes sur un même sujet et varient même avec le sujet.

« Chez l'homme respirant avec calme, le premier pneumographe, au niveau des côtes supérieures, n'inscrira que de faibles amplitudes ; le deuxième, au niveau des côtes inférieures, inscrira des amplitudes relativement très grandes ; le troisième, des amplitudes intermédiaires. Le mouvement respiratoire se fait donc surtout au niveau des côtes inférieures.

« Chez la femme, il en est tout autrement, les amplitudes inscrites par le pneumographe supérieur dépassent toutes les autres.

« Enfin, chez l'enfant, c'est le pneumographe de l'ombilic qui fournit les plus grandes amplitudes. »

2

De ces deux opinions, laquelle adopter ? L'homme respire-t-il, à l'état normal, par l'abdomen ou par la partie inférieure du thorax?

Pour être fixé sur ce point, nous avons examiné un grand nombre de sujets, et, avec Longet, Küss et Mathias Duval, nous nous rangeons à l'avis de Beau et de Maissiat, qui écrivent, dans leur remarquable mémoire des *Archives générales de Médecine :*

« A mesure que les individus avancent en âge, on remarque la prédominance du type costo-supérieur dans le sexe féminin, et *la proportion à peu près égale des autres types dans le sexe masculin.* »

C'est là, croyons-nous, la formule vraie.

En ce qui concerne la *femme*, nous venons de voir, par les deux précédentes citations, qu'elle respirait par le haut de la poitrine, qu'elle dilatait surtout les côtes supérieures. Tout le monde s'accorde à reconnaître ce fait.

Cependant, Mandl fait exception et écrit (1) :

(1) *De la fatigue de la voix ;* Paris, 1855 ; Ed. Labbé.

« C'est une erreur de croire que le type claviculaire est naturel chez les femmes. Au contraire,
il n'y existe jamais à l'état normal... Le type
naturel, s'il n'est pas abdominal, n'est que
latéral. »

A quelle condition physiologique attribuer la
différence du mode respiratoire dans les deux
sexes?

Suivant quelques auteurs, c'est parce que la
respiration claviculaire est la seule qui n'entrave
pas les fonctions génitales de la femme; en effet,
pendant la grossesse, le diaphragme ne peut
sans inconvénient se contracter entièrement et
presser sur l'utérus gravide. Ces physiologistes
font remarquer que ce mode respiratoire constitue un vrai caractère sexuel, puisque Haller et
Bœrhaave l'ont constaté chez des petites filles
d'un an. Bérard, Longet, Hutchinson, Küss et
Duval acceptent cette manière de voir.

D'autres savants, et parmi eux Beau et Maissiat, Walshe, Sibson et Regnard, incriminaient,
par contre, l'action constrictive du corset; mais
l'influence de ce vêtement n'était rien moins que

démontrée ; aujourd'hui, le problème nous
paraît résolu, grâce aux recherches entreprises
dans ces derniers temps par deux médecins
américains.

Le docteur Mays (1) (de Philadelphie) a
étudié par la méthode graphique les mouvements
respiratoires de quatre-vingt-deux filles de dix
à vingt-deux ans, appartenant à une race non
civilisée.

Trente-trois de ces filles étaient des Indiennes
pur sang, trente-cinq étaient de sang mélangé
par moitié. Chez tous ces sujets, un tracé abdominal et un tracé costal ont été pris. Or, soixante-
quinze fois sur quatre-vingt-deux, le pneumographe a révélé une respiration nettement abdominale.

Les quelques filles à type costal provenaient
de tribus relativement civilisées, comme les
Mohawks et les Chippewas.

Un confrère du Michigan, le docteur Kellog,
a fait des recherches semblables sur quarante

(1) *Journal of Physiology*, mars 1890 ; Cambridge.

femmes, dont vingt Chinoises et vingt Indiennes, et les instruments enregistreurs ont toujours montré le mode abdominal. Ce médecin a, de plus, examiné un certain nombre de femmes dans les tribus des Cherokees et des Chukassaws. Celles qui portaient des corsets respiraient de la poitrine, les autres à vêtements non serrés respiraient du ventre.

Dans ces faits, l'intervention directe du corset ne nous paraît pas douteuse. Par suite, il est naturel d'attribuer à la même influence le développement du type claviculaire chez les jeunes filles de nos pays. L'usage continuel du corset, porté pendant près de trois cents ans par plusieurs générations, a amené des modifications de la respiration d'abord temporaires. Celles-ci se sont transmises par hérédité et ont fini par constituer ce que Hunter et Darwin appellent un *caractère sexuel secondaire*, c'est-à-dire un caractère qui n'est pas en rapport immédiat avec l'acte de la reproduction.

Si nous mettons de côté le mode respiratoire de la femme, qui est *vicié par l'usage du corset*, il résulte des précédentes notions physiologiques, relatives à l'homme et à l'enfant, que, dans la respiration ordinaire et tranquille, les mouvements d'ampliation s'observent à la base du thorax, que l'augmentation de volume de la poitrine porte principalement sur les diamètres vertical et transverse, agrandis surtout par la contraction du diaphragme.

Certains auteurs considèrent même ce muscle comme l'*inspirateur par excellence*, et soutiennent que lui seul agit, dans les types abdominal et costo-inférieur. Dans le premier cas, l'abaissement du diaphragme est prononcé, les viscères abdominaux comprimés sont refoulés en bas et en avant, produisant le gonflement de l'abdomen. Dans le deuxième cas, la descente du muscle est moins accusée; le *centre phrénique*, soutenu par le foie, l'estomac et la rate, devient un point fixe de contraction ; ce sont les insertions périphériques qui sont mobiles et qui, projetées en dehors, déterminent l'élévation des côtes. Suivant les sujets, la paroi abdominale est alors immobile dans l'inspiration ou s'aplatit légèrement.

Nous pensons que les *agents inspirateurs externes*, c'est-à-dire les muscles de la paroi thoracique, interviennent pour élever les côtes inférieures lorsque, dans le type costo-inférieur, l'on observe l'affaissement, le retrait de la paroi abdominale.

Quoi qu'il en soit, nous n'hésitons pas à reconnaître que le diaphragme joue un rôle prépondérant dans les phénomènes mécaniques de la respiration ordinaire.

CHAPITRE III

RESPIRATION ORDINAIRE ET RESPIRATION ARTISTIQUE

But de la respiration ordinaire. — But de la respiration artistique. — Cette dernière nécessite des inspirations profondes qui réclament l'intervention des muscles thoraciques. — Opinion des physiologistes sur ce point. Grand développement de la poitrine chez les gymnasiarques et les chanteurs. Le jeu de la cage thoracique est le facteur principal de la respiration dans le chant.

De ce que, dans la respiration ordinaire, le mouvement des côtes ne constitue pas le facteur le plus important de la dilatation thoracique, de ce que le travail des muscles inspirateurs externes est relégué au second plan, certains médecins et professeurs de chant ont tiré un argument en faveur de la méthode abdominale qu'ils recommandent aux artistes.

Respirez naturellement, disent sans cesse à leurs élèves ces maîtres qui repoussent comme *anti-physiologique* toute inspiration ne se traduisant pas par le gonflement du ventre.

Il nous semble cependant :

1° Que l'acte de respirer pour oxygéner et purifier le sang, n'est pas le même que l'acte de respirer pour chanter ;

2° Que le mécanisme de la respiration simple, tranquille, diffère du mécanisme de la respiration complexe, avec effort.

Dans la *respiration habituelle*, nous introduisons l'air atmosphérique dans la poitrine. Cet air pénètre dans les vésicules pulmonaires, dont les parois, excessivement ténues, sont tapissées par un réseau très fin de petits vaisseaux capillaires. C'est là que se produit, entre le sang et l'air, l'échange gazeux nécessaire à la vie ; le sang absorbe de l'oxygène frais et rejette l'acide carbonique en excès, qui, sous peine d'intoxication, ne peut rester dans l'organisme.

Chaque mouvement respiratoire fait entrer dans la cavité pectorale une petite quantité d'air, en moyenne un demi-litre.

Ces mouvements sont répétés quinze fois par minute ; c'est dire qu'ils ont une durée moyenne de quatre secondes pour l'inspiration et l'expiration, le premier temps étant un peu plus court que le second.

Par l'effet de la dilatation inspiratoire, la pression intra-pulmonaire descend à 99,5 (la pression extérieure étant représentée par 100).

Cette pression monte à 100,5 lorsque se produit l'expiration.

Dans la *respiration artistique,* il s'agit, au contraire :

1° De faire une ample provision d'air ;

2° De le chasser sous une forte pression ;

3° De ménager et de régler le débit du souffle ;

4° D'accroître la résonnance de la cavité thoracique.

Aussi est-il besoin d'avoir à sa disposition une assez grande quantité d'air, dépassant souvent trois litres et demi. Nous avons même constaté plus de cinq litres, au spiromètre.

La seconde phase du mouvement respiratoire est caractérisée par sa durée plus longue. Les sons sont fréquemment tenus au delà de vingt secondes. Nous avons noté le chiffre de quarante.

A l'inspiration, la pression intra-pulmonaire est facilement réduite à 90.

A l'expiration, il n'est pas rare que cette pression s'élève au-dessus de 115.

Ces nombres, exprimant le volume, le débit, la pression de l'air dans la respiration artistique, s'écartent sensiblement de ceux que nous avons précédemment indiqués pour la respiration ordinaire.

Un simple coup d'œil sur ces chiffres fait voir que, dans le chant, de nouvelles forces musculaires doivent être mises en jeu : 1° afin d'augmenter la capacité de la poitrine ; 2° afin, une fois les parois thoraciques écartées, dilatées, d'en retarder, d'en régulariser le retrait, l'affaissement.

En un mot, le mécanisme respiratoire employé pour les besoins habituels de la vie est insuffisant pour le chanteur, qui ne peut se contenter de l'action isolée du diaphragme et qui doit utiliser toutes les puissances musculaires destinées aux respirations *amples, exagérées, com-*

plexes, forcées. Les auteurs se servent de ces différentes dénominations pour qualifier, suivant l'étendue de l'ampliation, les grands mouvements respiratoires.

Or, presque tous les physiologistes s'accordent à reconnaître que, dans les respirations profondes, le rôle du diaphragme n'est plus aussi prépondérant, et que celui de l'appareil costal aide largement à la dilatation thoracique.

« Dans les inspirations exagérées, disent Beau et Maissiat (1), on voit sur le même individu un mouvement combiné qui résulte de la réunion de deux types et même quelquefois de trois. »

Bérard (2) écrit de même : « Dans les respirations calmes, beaucoup de sujets ne semblent respirer que par le diaphragme et un très léger mouvement des côtes. Dans les respirations exagérées, tout est mis en jeu : diaphragme, mouvement de rotation des côtes, mouvement d'élévation de ces côtes et du sternum. »

(1) Mémoire déjà cité.
(2) *Traité de Physiologie.*

D'après Béclard (1), « lorsqu'on respire très fortement, tous les diamètres de la poitrine se trouvent augmentés simultanément, et le mouvement des côtes et le mouvement du diaphragme se trouvent portés à leurs dernières limites. »

Pour Sibson (2), « quand une personne respire aussi profondément que possible, les mouvements des côtes et du diaphragme sont plus accentués que dans la respiration calme, mais l'augmentation de celui des côtes est plus prononcée. »

On lit dans Wundt (3) : « Dans l'inspiration tranquille et normale, la pression exercée par le diaphragme fait saillir la partie supérieure de l'abdomen ; dans l'inspiration très profonde, au contraire, le diaphragme étant obligé de suivre l'ascension des côtes, la même partie de l'abdomen rentre légèrement. »

Viault (4) émet l'avis « que, dans les cas

(1) *Traité de Physiologie.*
(2) *Medec. chirurg. Transactions*, t. XXXI.
(3) *Physiologie humaine*, traduction française de Bouchard.
(4) *Traité de Physiologie.*

d'inspiration forcée, il n'y a plus une aussi grande différence entre les deux types respiratoires principaux, costo-supérieur et costo-inférieur, que dans la respiration calme. Le déplacement du sternum devient considérable dans ce cas, et c'est au niveau des premières côtes que le thorax présente sa dilatation maximum ».

Et, parmi les médecins qui se sont occupés d'art vocal, Ch. Bataille écrit (1) : « Dans l'état normal, lorsqu'on est couché sur le dos et que le rythme respiratoire est abandonné à lui-même, le mouvement d'élévation des côtes, presque nul vers la partie supérieure de la poitrine, devient de plus en plus prononcé en descendant et l'abdomen est largement soulevé par chaque inspiration. Au contraire, lorsque le mouvement d'inspiration est exagéré, la respiration costale supérieure prend un développement considérable. »

Morell Mackenzie (2) fait aussi remarquer, en

(1) *De l'enseignement du chant;* Paris, 1863 ; Masson, éditeur.
(2) *De l'hygiène des organes de la voix ;* Paris, Dentu.

parlant des respirations profondes nécessitées par les grands efforts, « que les parois abdominales sont déprimées dans l'inspiration. Le nageur au moment de plonger, le soldat lorsqu'il veut porter un grand coup, rétractent et fixent instinctivement les parois de l'abdomen. »

Enfin, Sewal (1) affirme que le type est toujours costal lorsque les besoins respiratoires de l'homme sont urgents.

L'importance du point à établir autorise les nombreuses citations qui précèdent.

Il nous paraît donc indiscutable que, dans les respirations profondes, la dilatation de la poitrine doit porter sur les trois diamètres, que l'ampliation doit être totale et non partielle.

Les recherches entreprises par Marey (2) sur les gymnastes de l'école de Joinville viennent à l'appui de cette doctrine et font ressortir l'activité de l'appareil costal dans les respirations exagérées, dans la course par exemple.

(1) *Journal of Physiology*, mars 1890 ; Cambridge.
(2) *Comptes rendus Académie des Sciences*, 1880.

Cet éminent expérimentateur, ayant choisi cinq jeunes élèves, prit avec le pneumographe des tracés de la respiration au repos d'abord, puis après une course de 600 mètres de longueur, et constata, dans ce dernier cas, une ampliation notable de la poitrine. La même expérience fut renouvelée plusieurs fois. Après un mois, l'amplitude des mouvements thoraciques au repos avait plus que doublé ; au bout de cinq mois, elle avait plus que quadruplé et il était impossible de remarquer alors une modification respiratoire sous l'influence de la course.

Chassagne et Dally (1) ont également fait des études sur les soldats de l'école de Joinville. Ils ont mesuré la poitrine de ces jeunes gens, lors de leur entrée à l'école. Après cinq mois d'entraînement, la mensuration était renouvelée, et chez 307 gymnastes, sur 401, on trouvait que la circonférence thoracique bi-mammaire avait sensiblement augmenté.

(1) *Influence précise de la gymnastique sur le développement de la boitrine* ; Paris, 1881 .

Morell Mackenzie (1) rapporte aussi que « Maclaren, qui fut si longtemps le mentor de l'athlétique jeunesse d'Oxford, a souvent remarqué sur lui-même un gain de quelques pouces dans la circonférence du thorax, à la suite d'une courte excursion à pied.

A priori, le chanteur devra profiter des mêmes avantages que le coureur : l'exercice devra faire accroître les proportions de sa poitrine. C'est, en effet, ce que montre l'observation.

Nous avons souvent été agréablement surpris de voir quelles belles formes, quel superbe aspect présentait la partie supérieure du thorax chez nos artistes en renom. Segond avait fait avant nous la même remarque (2) : « Le chant, dit-il, en augmentant l'activité des organes de la respiration, détermine bientôt leur accroissement, et la plupart des chanteurs présentent un grand développement de la cage thoracique. »

Dally dit de même (3) : « Chez les chanteurs,

(1) *Loc. cit.*
(2) *Hygiène du chanteur;* Paris, 1846 ; Labé, éditeur.
(3) *Bulletin général de thérapeutique,* 1881.

on constate, comme dans les statues qui représentent au plus haut degré la beauté typique, une poitrine sensiblement convexe, dépassant de plusieurs centimètres le moignon de l'épaule. »

Cette augmentation dans les diamètres antéro-postérieur et transversal ne peut évidemment tenir qu'à l'exercice, au travail supplémentaire qui s'effectue dans les différentes parties de la cage thoracique et dans les muscles qui s'y insèrent.

De tous ces faits, il résulte que les lois physiologiques commandent au chanteur de ne pas respirer *seulement* avec son diaphragme, mais aussi et *surtout* avec les muscles dilatateurs externes du thorax.

Nous exposerons plus loin que, dans la pratique, l'inspiration ne doit pas être poussée à l'excès : la première côte et la clavicule restant immobiles, l'ampliation de la poitrine atteint son maximum au niveau de la septième côte et de la base du thorax. La paroi abdominale est déprimée dans ses deux tiers inférieurs.

Enfin, disons en passant que, dans la respiration artistique, pendant l'expiration, les muscles inspirateurs continuent à se contracter et luttent contre les agents expirateurs afin de s'opposer à une réduction trop rapide des diamètres de la poitrine. Ces phénomènes de lutte et d'opposition entre les différentes forces ne sont autres que ceux décrits par les auteurs sous le nom d'*effort*.

En effet, suivant l'heureuse définition de Ledentu (1), l'effort est un ensemble de contractions musculaires intenses ayant pour condition la fixation complète ou incomplète, générale ou partielle, du thorax, avec ou sans suspension de la respiration.

Dans une autre partie de ce travail, nous soutiendrons que l'acte du chant rentre dans la variété décrite par Verneuil (2) sous le nom d'*effort thoracique*. Contentons-nous pour l'instant de faire remarquer qu'il ne saurait exister de fixation du thorax, sans dilatation préalable de

(1) Art. *Effort. Dictionnaire Méd. et Chir. pratiques.*
(2) Société de Chirurgie, Paris, 1856.

l'appareil costal et sans contraction des muscles élévateurs des côtes.

Cette notion physiologique nous fournit encore un argument à l'appui de notre thèse :

Dans le chant, comme dans toutes les respirations profondes, le jeu de la cage thoracique constitue le facteur principal de l'élargissement de la poitrine.

CHAPITRE IV

HISTORIQUE DE LA RESPIRATION ARTISTIQUE

Préceptes des vieux maîtres italiens, des auteurs de l'ancienne méthode du Conservatoire. — École de Mandl. — Les anciennes pratiques respiratoires sont délaissées. — Triomphe de la respiration abdominale.

Nous avons vu que, dans la vie ordinaire, pour renouveler l'oxygène du sang, on observait, suivant les individus, trois modes respiratoires.

Ces types, bien qu'étant sous la dépendance de la volonté et pouvant être modifiés par l'éducation, sont ceux que l'on rencontre d'une façon générale chez les chanteurs, où ils se montrent cependant avec des caractères moins nets, moins tranchés, par suite de l'ampleur des mouvements respiratoires.

Aussi, pour ne pas faire de classification nouvelle, nous appellerons :

1° Respiration claviculaire celle dans laquelle, à l'inspiration, les *premières côtes et la clavicule sont soulevées, et la paroi abdominale fortement déprimée ;*

2° Respiration costale, celle dans laquelle à l'inspiration, les premières côtes et la clavicule étant immobiles, l'agrandissement de la poitrine se produit *au niveau des côtes moyennes et inférieures*, tandis que *la paroi abdominale est légèrement déprimée dans ses deux tiers inférieurs ;*

3° Respiration abdominale, celle dans laquelle, à l'inspiration, il y a *fixité relative des côtes* et *gonflement du ventre.*

Comme cela se voit assez souvent en matière d'art, ces trois méthodes ont eu des partisans et des adversaires également résolus, dont nous aurons à discuter les louanges et les critiques. Mais, dès à présent, nous tenons à faire remarquer que nous nous préoccuperons seulement des auteurs citant des faits personnels, sans entrer dans le domaine des racontars.

Nous avouons, en effet, n'avoir qu'une confiance relative en la plupart des écrivains qui, en faisant l'histoire du chant, rapportent les procédés vocaux des grands artistes ; souvent ils ont pris leur désir pour la réalité et ont accommodé leurs récits à leurs doctrines.

Citons un exemple bien probant, celui de Rubini. Massini (1) et ses élèves proclament que le célèbre ténor est le promoteur de la respiration abdominale. Bonheur (2) dit, au contraire, qu'il dilatait la partie supérieure de la poitrine. Walshe (3) raconte qu'il s'est fracturé la clavicule en faisant un violent effort pour lancer un *si* bémol dans un récitatif du *Talisman*, de Pacini. Enfin, Lablache (4) et Laget (5) avouent que, malgré une longue et attentive observation, ils n'ont pu distinguer au théâtre comment respirait l'illustre chanteur. Le moyen de se faire

(1) Delprat, *La Question vocale ;* Paris, 1885.
(2) *Essai critique de l'enseignement vocal actuel ;* Paris, 1891.
(3) *Chant dramatique ;* Londres. 1881.
(4) *Méthode complète de chant ;* Paris.
(5) *Le Chant et les Chanteurs;* Paris, Heugel, éditeur.

une opinion d'après des affirmations aussi peu concordantes !

Il en est de même pour les professeurs de chant : le fameux Lamperti (de Milan) est tour à tour, suivant les auteurs, représenté comme un partisan ou un adversaire du mode abdominal, ou encore comme un indifférent en matière de respiration. Aussi est-il sage d'invoquer seulement le témoignage des maîtres qui ont consigné leurs idées dans des méthodes ou des mémoires.

En ce qui concerne les artistes, nous nous contenterons aussi de citer ceux que nous avons vus nous-même respirer le plus souvent dans notre cabinet, ou tout au moins en dehors du théâtre ; car, sur la scène, il n'est pas toujours aisé de préciser si c'est la cage thoracique ou l'abdomen qui se développe à l'inspiration.

Ceci étant dit pour montrer combien l'historique du sujet est difficile à exposer, constatons que les vieux auteurs nous fournissent peu de documents sur le point qui nous occupe.

« Quoiqu'ils aient, disent Lemaire et Lavoix (1), bien compris l'importance de la respiration et que, dans leurs écoles, les vieux maîtres italiens aient pris grand soin d'apprendre à leurs élèves à bien respirer, ils ont laissé peu de règles positives à ce sujet. »

Tosi (1723) (2) se borne à dire : « Le maître doit apprendre à l'élève à bien diriger sa respiration, à en prendre un peu plus qu'il n'est nécessaire, mais jamais de manière à fatiguer la poitrine. »

Mannstein (3) nous a cependant transmis la méthode du fameux Bernacchi (1755) (de Bologne), qui donne les sages conseils suivants :

« L'inspiration doit se faire sans secousses et sans gonfler le ventre. Ce n'est que la poitrine qui doit se lever. L'expiration doit être un écoulement successif plutôt qu'une expulsion de l'air, comme dans le parler. L'inspiration doit consister à absorber, plutôt qu'à gober ou à hap-

(1) *Le Chant ;* Paris, 1881 ; Leugel, éditeur.
(2) *L'Art du chant ;* traduction française de Lemaire.
(3) *Système de la grande méthode de Bernacchi, de Bologne ;* Leipzig, 1835.

per l'air. Mieux le chanteur sait économiser son
haleine, moins il a besoin d'air dans le larynx
pour former un son plein et rond. C'est pourquoi nous lui recommandons les règles suivantes : le ventre se gonfle à la respiration dans
le parler; à la respiration dans le chant, il doit être
retiré. Dans le parler, la poitrine se lève subitement et retombe de même ; dans le chant, elle
doit se lever et se baisser insensiblement, pour
que l'air absorbé suffise pour plus longtemps. »

L'abbé Blanchet (1756), dans ses *Principes
philosophiques du chant*, et Rameau (1760), dans
son *Code de musique pratique*, à propos de la
respiration, s'en tirent avec quelques généra-
lités, sans entrer dans des détails techniques.

C'est au commencement de ce siècle que fut
rédigée la *première méthode du Conservatoire*,
par un comité dont faisaient partie Chérubini,
Méhul, Gossec, Garat, Guingéné et l'illustre
chanteur Mengozzi.

Dans cet ouvrage, nous retrouvons les excellents préceptes de Bernacchi ainsi formulés :

« L'action de respirer pour chanter diffère en

quelque sorte de la respiration pour parler.

« Quand on respire pour parler ou pour renouveler simplement l'air des poumons, le premier
mouvement est celui de l'aspiration ; alors, le
ventre se gonfle et sa partie supérieure s'avance
un peu ; ensuite il s'affaisse ; c'est le deuxième
mouvement, celui de l'expiration. Ces deux
mouvements s'opèrent lentement lorsque le
corps est dans son état naturel.

« Au contraire, dans l'action de respirer pour
chanter, en aspirant il faut aplatir le ventre et le
faire remonter avec promptitude en gonflant et
avançant la poitrine. Dans l'expiration, le ventre
doit revenir fort lentement à son état naturel et
la poitrine s'abaisser à mesure, afin de conserver
le plus longtemps possible l'air que l'on a introduit dans les poumons. On ne doit le laisser
échapper qu'avec lenteur et sans donner de
secousses à la poitrine ; il faut, pour ainsi dire,
qu'il s'écoule. »

Ces conseils étaient généralement écoutés dans
notre pays lorsque parut, en 1855, dans la
Gazette médicale, le fameux mémoire du docteur

Mandl, préconisant la respiration abdominale.

« La doctrine déplorable du Conservatoire, dit cet auteur, peut sans hésitation être considérée comme cause de la perte d'un grand nombre de voix. Aplatir le ventre, c'est empêcher l'abaissement normal du diaphragme, c'est forcer la respiration à devenir claviculaire dès qu'elle est profonde. On ne peut donc s'élever avec assez de force pour combattre un principe fatal, lorsqu'on le voit figurer dans une méthode officielle. »

Mandl n'était pas l'inventeur du système abdominal, mais son éloquent défenseur et infatigable vulgarisateur ; il déclare, en effet, que son attention fut attirée sur ce genre de respiration par M. Masset, qui lui-même l'avait vu pratiquer en Italie (1).

Un des premiers promoteurs de la méthode abdominale serait aussi, en France, M. Delsarte, qui, dès 1839, l'aurait enseignée dans des cours publics.

(1) *Mémoire cité.*

A l'étranger, le signor Massini paraît avoir
été le grand apôtre des nouvelles croyances ;
nous disons nouvelles, car on n'en rencontre
aucune trace dans les écrits des vieux maîtres
italiens, et nous estimons qu'il faut vouloir
trouver à tout prix des titres de noblesse au
mode abdominal pour soutenir, avec MM. Lemaire et Lavoix, qu'il est recommandé par
Blanchet et par Rameau.

Quoi qu'il en soit, les idées de Mandl furent
accueillies avec enthousiasme.

Une révolution véritable s'accomplit alors
dans l'enseignement du chant. Les esprits
furent impressionnés par les considérations
anatomiques et physiologiques, qui servaient
de fondement aux attaques lancées contre la
respiration costale. Les professeurs, à de rares
exceptions près, se mirent à brûler ce qu'ils
avaient adoré, ils oublièrent les judicieuses
recommandations de Bernacchi, de Mengozzi,
et n'apprirent plus qu'à respirer, *diaphragma-*
tiquement, abdominalement, ventralement ; quelques-uns même inventèrent à cet effet des
instruments de torture.

Certaines classes vocales ressemblaient, suivant le mot de Gustave Bertrand (1), à des cabanons de Charenton. Afin d'immobiliser le thorax, les élèves devaient chanter, couchés sur des matelas, parfois avec des poids plus ou moins lourds sur la région sternale; on cite même des maîtres qui auraient pris l'habitude de s'asseoir familièrement sur la poitrine de leurs disciples. Dans les écoles, on ne voyait que potences avec lanières et anneaux pour ligaturer et fixer la moitié supérieure du corps, appareils orthopédiques, corsets de force, sortes de carcans qui vous enserraient et vous immobilisaient les côtes. Oscar Comettant (2) raconte qu'il a connu un professeur qui faisait rentrer tout l'art du chant dans l'exercice suivant : il mettait un bâillon, une espèce de poire d'angoisse, dans la bouche du patient, et lui faisait pousser des sons qui ressemblaient à un hoquet, en l'obligeant de rentrer le diaphragme

(1) *De la réforme des études de chant au Conservatoire*; Paris, 1871; Heugel, éditeur.

(2) *Musique et Musiciens*; Paris. 1862.

à chaque hoquet. Ceci est le côté plaisant de la campagne menée par les partisans de la respiration abdominale.

Ce qui est plus sérieux, c'est de constater que les efforts de Mandl furent couronnés de succès ; il eut, en effet, la douce satisfaction de doter son système de la consécration officielle. Et, dans une nouvelle édition de la méthode du Conservatoire, publiée, en 1866, par Batiste, Mandl put chanter lui-même les louanges du type abdominal; le chapitre *respiration* contient une note écrite de sa main.

Il est bon de faire remarquer que la victoire fut relativement facile, les ennemis étant quelque peu imaginaires. Les batteries avaient été dressées sur la respiration claviculaire qui n'entrait point en ligne. Mengozzi et ses collaborateurs, en effet, recommandent seulement « d'aplatir le ventre et de le faire remonter avec promptitude en gonflant et avançant la poitrine ». Ils ne parlent nullement de soulever les premières côtes et la clavicule.

Or, l'aplatissement du ventre n'implique en

4

aucune façon l'usage du type claviculaire. Nous verrons que Morell Mackenzie se prononce contre l'emploi de ce dernier mode, tout en conseillant de déprimer, à l'inspiration, les parois abdominales ; nous défendrons la même opinion, lorsque, après avoir étudié les types claviculaire et abdominal, nous ferons valoir les avantages de la respiration costale.

CHAPITRE V

RESPIRATION CLAVICULAIRE

Cette respiration a l'inconvénient d'être partielle, de faire porter
l'ampliation thoracique sur le sommet du cône et de fournir au
chanteur moins de souffle que les deux autres types. — Mais ce
mode respiratoire n'a pas les effets désastreux qui lui ont été
imputés. — Réfutation des idées de Mandl sur l'abaissement du
larynx, la dilatation glottique, le relâchement des cordes, qui
seraient les conséquences de cette pratique défectueuse. —
L'usage de la respiration claviculaire ne doit être recommandé
ni chez l'homme, ni chez la femme, bien que cette dernière respire du haut de la poitrine dans la vie ordinaire.

Le type claviculaire est un mode de respiration
dont l'emploi journalier et continuel ne saurait
être recommandé aux chanteurs.

Pour émettre cette opinion, nous ne voulons
nous appuyer que sur une seule considération :
comparé à l'abdominal et surtout au costal, le
type claviculaire fournit moins de souffle, puis-
qu'alors la dilatation thoracique s'opère principalement au sommet du cône respiratoire, point
où les diamètres de la poitrine ont le moins
d'étendue.

Lés résultats que nous avons obtenus avec le

spiromètre mettent ce fait hors de doute; il est

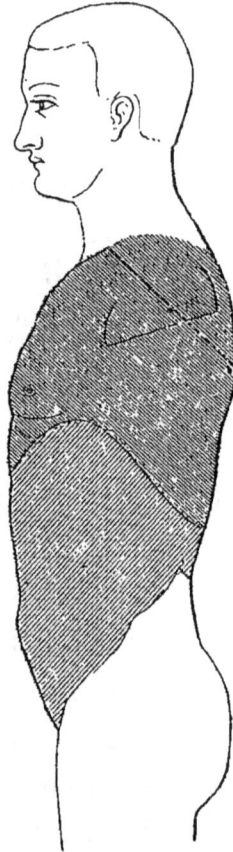

FIG. 2.— Profil du thorax, de l'abdomen et du diaphragme,
avant l'inspiration.

facile de s'en convaincre en jetant les yeux sur
les chiffres indiqués plus loin, au chapitre VII.

Mais nous devons reconnaître que l'emploi

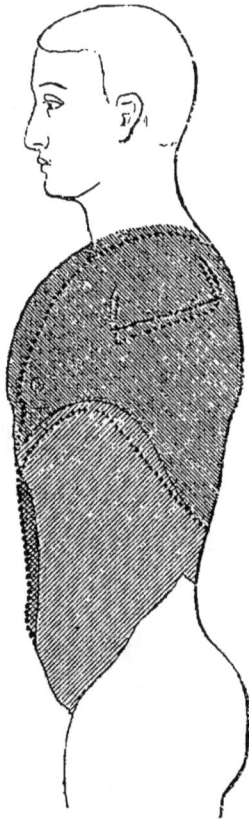

Fig. 3. — Type claviculaire.
Le pointillé représente le profil avant l'inspiration.

discret de la variété claviculaire, limité aux inspirations les plus larges et les plus profondes,

comme complément du mode costal, n'a rien de bien répréhensible.

En tout cas, nous ne pouvons admettre que ce genre de respiration soit capable de produire tous les méfaits dont Mandl l'a accusé (1).

« On doit, avant tout, écrit cet auteur, bannir de l'enseignement et de la pratique la respiration claviculaire dans laquelle la lutte vocale et la fatigue sont très considérables.

« En effet, beaucoup de muscles agissent alors dans l'inspiration et l'expiration, des parties fixes et peu flexibles sont déplacées.

« Le larynx est fortement abaissé, la glotte élargie et les cordes relâchées dans l'inspiration; et, pendant l'expiration nécessaire à la modulation du son, ces parties doivent se trouver dans des conditions diamétralement opposées.

« Tous ces mouvements sont tellement enchaînés les uns aux autres que l'inspection seule de la clavicule permet de deviner la position du larynx. Ces tractions opposées, exercées sur le

(1) *Fatigue de la voix*, 1855.

larynx pendant le chant, lorsqu'on a adopté la respiration claviculaire, rendent l'émission de la voix plus difficile, plus fatigante, moins harmonieuse. »

Et Mandl continue ainsi sa description :

« L'effort considérable, l'enflement du cou, le gonflement des veines jugulaires, le renversement de la tête, l'inspiration bruyante, forment le cortège habituel de cette respiration fautive ; elle peut même occasionner à la longue dans les muscles intéressés une excessive sensibilité et des contractions spasmodiques ; les tiraillements dans la région mammaire, les enrouements instantanés se trouvent ainsi fréquemment expliqués. Cet état pathologique peut, dans les muscles intrinsèques du larynx, amener leur atrophie plus ou moins complète, avec perte de la contractilité et perte de la voix consécutive. »

Voilà, certes, un sombre tableau, bien de nature, dans sa noirceur, à porter l'effroi dans l'esprit des artistes qui soulèvent la clavicule en chantant ; mais ils seront vite rassurés s'ils lisent le livre de M. Bonheur (1), car ils y apprendront qu'en dehors du type costo-supérieur il n'y a point de salut pour les voix, et que le mode abdominal est le plus terrible ennemi du chanteur.

« Depuis longtemps, dit le professeur de Liège, on a voulu innover, on a voulu appliquer à la masse, des procédés de respiration qui ne pouvaient convenir qu'à quelques rares individualités ; modes respiratoires se rapprochant de celui des oiseaux et des quadrupèdes, dont la structure particulière est contraire à la respiration claviculaire.

« Je n'hésite pas à déclarer que la décadence de l'art du chant est due, pour la plus grande part, aux funestes erreurs qui se sont glissées dans l'enseignement de la respiration et qui se sont propagées malheureusement à tel point qu'elles font presque autorité actuellement.

« C'est sur les dangers de ces modes anormaux de respiration, et tout spécialement de la

(1) *Essai critique de l'enseignement vocal actuel avec note médicale du* Dr Cheval; Paris, Paul Dupont, 1891.

respiration abdominale, que je veux attirer l'attention. Et je puis le faire avec d'autant plus d'assurance, je dirai même d'autorité, que je m'appuie sur ma propre expérience, ayant été moi-même victime de cet enseignement fatal. »

Sans accepter les idées de Bonheur, nous ne saurions assez nous élever contre la doctrine de Mandl, qui repose sur de fausses considérations anatomiques et physiologiques, sur de simples vues de l'esprit, sur des faits mal observés ou mal interprétés.

Ne parlons pas pour l'instant de la fatigue des muscles thoraciques, qui doit également se manifester dans le type costal, et dont nous nous occuperons par la suite, et réfutons l'argumentation basée sur les prétendus mouvements extrinsèques et intrinsèques du larynx.

Est-il vrai, comme Mandl le dit, que, tandis que dans la respiration abdominale le larynx reste complètement immobile, il est, au contraire, nécessairement abaissé dans le type claviculaire pendant l'inspiration?

Nous ne trouvons d'abord cet abaissement

signalé dans aucun de nos traités classiques de physiologie ou d'anatomie, ni dans aucun des nombreux ouvrages parus depuis 1855 sur la laryngologie, ce qui nous permet de supposer que les auteurs ne partagent pas les idées de Mandl à ce sujet. Et puis nous avons examiné à ce point de vue nombre de personnes que nous engagions à respirer alternativement par le ventre et les épaules ; nous-même en chantant nous avons souvent observé les mouvements de notre larynx, et nous n'avons jamais constaté que l'inspiration claviculaire avait pour conséquence de faire descendre le thyroïde.

Ce qui est vrai, ce qui est admis par la généralité des auteurs, c'est que le larynx s'abaisse, dans toutes les inspirations, d'une certaine ampleur et particulièrement dans celles qui précèdent le chant, que la clavicule soit ou non soulevée. Nicaise (1) nous a donné l'explication de ce fait en démontrant expérimentalement que, pendant les fortes inspirations, la trachée se

(1) *Revue de Médecine*, 1889.

rétrécissait, se raccourcissait et attirait en bas le larynx.

Une autre erreur de Mandl est de considérer cet abaissement de l'organe vocal comme produit par l'action nécessaire et obligatoire des muscles sterno-thyroïdiens et sterno-hyoïdiens, qui devraient se contracter avec les scalènes, les sterno-mastoïdiens et autres muscles, lorsque ces derniers sont requis pour élever le thorax, et qui, insérés en haut sur l'hyoïde et le thyroïde, points mobiles, et en bas sur le sternum et la première côte, points fixes, devraient rapprocher leurs insertions supérieures de leurs inférieures.

Nous pensons que les sterno-thyroïdiens et sterno-hyoïdiens ne sont pas des muscles élévateurs du thorax; nous ne croyons pas à leur communauté d'action avec les scalènes et sterno-mastoïdiens. Ceux-ci reçoivent, en effet, leur innervation des plexus cervical et brachial, tandis que les sterno-thyroïdiens et sterno-hyoïdiens sont animés par la branche descendante du grand hypoglosse. Ce sont là des données scientifiques aujourd'hui bien acquises, depuis les belles expériences de Wertheimer. Cette différence d'innervation était inconnue de Mandl; elle a pour résultat de réduire à néant les notions fondamentales sur lesquelles il avait édifié son système respiratoire.

Et, puisque nous nions l'abaissement du larynx, que devons-nous dire de la dilatation glottique et du relâchement considérable des cordes vocales, qui en résulteraient, d'après les mêmes idées erronées, et qui auraient des conséquences si désastreuses dans l'émission de la voix? Ici, nous devons faire remarquer que le travail de Mandl remonte à une époque où la laryngoscopie n'était pas encore pratiquée; par conséquent, toutes les modifications glottiques dont il nous parle sont purement du domaine théorique.

Nous avons, au contraire, pratiqué souvent l'examen laryngoscopique de personnes respirant du sommet de la poitrine, et nous n'avons jamais constaté les phénomènes en question. Nous refusons donc d'admettre la fameuse *lutte laryngée*, inventée pour les besoins de sa cause par le terrible adversaire du type claviculaire. Le larynx conserve dans ce dernier une mobilité aussi parfaite que dans les autres modes respiratoires.

Du reste, les principaux chefs de l'école abdominale ne s'entendent même pas entre eux sur ce point. C'est ainsi que Ch. Bataille soutient que la glotte se rétrécit au lieu de se dilater comme le prétend Mandl.

« Lorsque l'on respire, dit Bataille (1) en soulevant fortement et principalement les côtes supérieures, les lèvres de la glotte, énergiquement entraînées l'une vers l'autre par la violence du courant d'air, ne laissent plus entre elles qu'un espace très rétréci, et c'est avec peine que les muscles de la glotte parviennent à maintenir celle-ci suffisamment ouverte. »

Cette divergence de vues est en faveur de notre opinion : le mode respiratoire reste sans influence sur les mouvements extrinsèques et intrinsèques du larynx.

(1) *De l'enseignement du chant;* Paris, 1863 ; Masson, éditeur.

A propos des désordres effrayants, indiqués par Mandl comme conséquence de la respiration claviculaire, déjà en 1890, dans un travail intitulé : *Recherches spirométriques dans les affections nasales*, nous émettions des doutes sur la véritable origine de ces manifestations symptomatiques.

Nous avons bien de la peine à croire, disions-nous, que ces accidents et surtout les crises dyspnéiques soient amenés par l'emploi du mode claviculaire, alors que nous le voyons chaque jour en usage chez de grands artistes, chez nos plus illustres cantatrices. A l'époque de Mandl, on se préoccupait peu des affections nasales et les névroses réflexes n'étaient pas connues. Aussi ne pouvons-nous nous défendre de l'idée que certains de ses malades, ceux en particulier qui avaient des accès d'oppression, étaient des individus atteints de phénomènes respiratoires à forme spasmodique et de provenance nasale.

Au sujet des lignes précédentes, M. J. Weber, le savant et autorisé critique musical, nous

invita (1) à citer quelques-uns de ces artistes
qui se servent de la méthode claviculaire avec
succès. Nous serions très heureux de déférer au
désir de M. Weber; mais il est bien difficile à
un médecin de faire des personnalités et de dire
que tel chanteur se sert d'un procédé vocal con-
sidéré comme *désastreux* et *exécrible* par les
princes de la critique. En pareille circonstance,
on ne saurait avoir trop de réserve et de discré-
tion. Toutefois, pour ne pas avoir l'air de prendre une échappatoire, nous avons obtenu de notre
ami Melchissédec l'autorisation de donner son
exemple. L'excellent baryton prend son souffle
en dilatant tout son thorax et en soulevant les premières côtes. Or, voilà vingt-cinq ans que l'éminent artiste est au théâtre ! Quiconque l'a entendu
chanter dans ces derniers temps a pu constater
qu'il est toujours en possession de ses moyens
vocaux. La voix est toujours fraîche, volumi-
neuse, bien timbrée, très étendue ; les sons peuvent être ténus pendant plus de quarante secon-

(1) Journal *le Temps*, 10 novembre 1890.

des. Enfin, pas la moindre fatigue, pas la moindre susceptibilité du larynx ; toujours sur la brèche à l'Opéra-Comique, à l'Opéra, M. Melchissédec a été et est toujours le modèle des pensionnaires, prêt à tenir son emploi à chaque représentation. Étant donné, en outre, l'aspect de sa glotte au laryngoscope, on peut affirmer que l'usage de la respiration claviculaire ne lui a pas été défavorable.

Mais que l'on ne nous fasse pas conclure de là que nous conseillons le mode costo-supérieur. Bien au contraire, nous blâmons d'une façon générale son emploi.

Nous nous contentons, en face des terribles accusations lancées contre ce type, de plaider les circonstances atténuantes en sa faveur et de dire qu'il n'est pas responsable des désolations et abominations dont on l'a accablé, car d'excellents artistes le pratiquent et en retirent de bons résultats.

D'ailleurs, il en est de même pour la respiration abdominale. Nous ne la recommandons également pas, mais nous devons reconnaître 'qu'elle a été merveilleusement utilisée par des chanteurs de la plus grande valeur, MM. Obin et Faure, par exemple.

Si nous exceptons les ouvrages de Laget (1) et de Bonheur, nous ne trouvons nulle part la glorification du type claviculaire chez l'homme.

C'est à dessein que nous ne parlons pas de la première méthode du Conservatoire et des livres de Mannstein, Carulli, Manuel Garcia, car, dans ces traités, il n'est pas recommandé de soulever les épaules, mais seulement d'inspirer en aplatissant le ventre, en dilatant le thorax par l'élévation des côtes, mouvements qui, nous le verrons plus tard, se concilient très bien avec la fixité absolue de la clavicule.

MM. Dally et Cheval sont, parmi les médecins, ceux qui ont plaidé le plus chaleureusement la cause de la respiration costo-supérieure. Le premier (2), après avoir rappelé et défini les trois modes respiratoires de Beau et Maissiat, dit :

« Nous acceptons cette supposition analytique

(1) *Le Chant et les Chanteurs ;* Paris, Heugel, éditeur.
(2) *Bulletin général de Thérapeutique*, 1881.

comme une méthode d'étude, bien plutôt que comme l'expression d'un fait physiologique. En réalité, il n'y a qu'un seul type respiratoire normal chez l'homme : c'est le type claviculaire, avec cette addition qu'il n'exclut ni le mouvement des côtes inférieures, ni celui du diaphragme... Or, si l'on acceptait les préceptes de quelques maîtres de chant et de M. Mandl, on encouragerait la respiration diaphragmatique au détriment de la respiration costale. C'est l'inspiration totale qu'il faut préconiser. »

La presque unanimité des auteurs condamne donc le type claviculaire, du moins en ce qui concerne l'homme.

Pour la femme, il n'en est plus ainsi; un certain nombre d'écrivains conseillent alors ce genre de respiration, et, parmi eux, notre distingué confrère le docteur Hamonic (1).

« Les femmes, écrit-il, respirent par les côtes supérieures et très peu par les inférieures. Cette différence s'explique par ce fait que, si la femme

(1) *Manuel du Chanteur* ; Paris, 1888; Fisbacher, éditeur.

respirait comme l'homme, l'utérus serait plus ou moins comprimé, et il en résulterait des inconvénients au moment de la grossesse. Les maîtres donc qui font respirer la femme comme l'homme commettent une erreur physiologique. Ils vont contre la nature, la faussent et ne peuvent obtenir que de mauvais résultats. »

Nous ne partageons pas cette manière de voir.

Nous avons déjà dit que, dans le sexe féminin, l'emploi du type claviculaire, pour la respiration ordinaire, était dû à l'usage du corset, et que cette pratique était vicieuse.

Dans le chant, la femme doit respirer de la même façon que l'homme, c'est-à-dire dilater surtout la cage thoracique à ses parties moyenne et inférieure, en rentrant légèrement la paroi abdominale au-dessous de la ligne sous-costale, et en ne soulevant pas les premières côtes.

Les professeurs qui s'efforceront de faire adopter le type costal par les jeunes filles agiront sagement. A moins de maladresse ou d'indocilité, le mode claviculaire sera, en général, assez faci-

lement délaissé par les jeunes personnes qui con-
sentiront à ne pas se serrer la taille.

Par contre, en cas de non-réussite, il peut être
dangereux de vouloir modifier à tout prix la forme
respiratoire. Après quelques tentatives infruc-
tueuses, le maître prudent abandonnera la partie,
sous peine de porter atteinte à la fraîcheur, à la
pureté, à la justesse, à l'étendue de la voix.

Nous pourrions, à cette occasion, citer le
malheureux exemple d'une grande artiste à qui
l'on promit d'augmenter la puissance et le volume
de sa voix. Un professeur impitoyable réussit
rapidement à enseigner la respiration abdominale,
mais le superbe organe de la cantatrice ne tarda
pas à subir le contre-coup de cette transfor-
mation.

CHAPITRE VI

RESPIRATION ABDOMINALE

Elle permet d'emmagasiner un volume d'air plus grand qu'avec la respiration claviculaire. — Mais elle utilise seulement la contraction du diaphragme et laisse inactifs les muscles thoraciques. — Quel que soit le mode de respiration, la fatigue musculaire est en raison directe de l'effet produit; elle se manifeste moins vite lorsque le travail est réparti entre un plus grand nombre d'agents. — Pourquoi la nature nous a-t-elle dotés d'un thorax mobile, s'il doit rester à l'état de fixité dans les profondes inspirations réclamées par l'acte du chant? — La respiration abdominale soumet à une forte pression l'estomac, l'utérus et les autres viscères; accidents morbides consécutifs.

Tandis que, dans le type claviculaire, la dilatation de la poitrine est produite principalement par le mouvement en avant et en haut du sternum, c'est-à-dire par l'accroissement du diamètre antéro-postérieur, elle est, au contraire, déterminée, dans le type abdominal, par la contraction du diaphragme, par l'allongement du diamètre vertical.

Or, il suffit de considérer la forme conique du

thorax pour déduire *à priori* que l'abaissement de la large cloison musculaire
qui lui sert de base augmente bien plus les
dimensions de la poitrine que ne peut le faire
l'écartement des côtes au sommet.

Il est, du reste, facile de mettre ce point en
évidence au moyen du spiromètre. Les recherches que nous avons faites à l'aide de cet
instrument et que nous rapportons plus loin
ne peuvent laisser aucun doute à ce sujet. La
respiration abdominale donne au chanteur la
faculté d'introduire dans ses poumons un
volume d'air plus grand que celui fourni par la
respiration claviculaire.

Notre excellent ami le docteur Lennox Browne,
qui a mesuré la capacité thoracique dans les
différents types respiratoires, arrive à des conclusions semblables que l'on trouvera dans le
remarquable ouvrage qu'il a publié en collabo-
ration avec M. Bhenke (1). Les chiffres spirométriques qu'il a obtenus chez les individus qui

(1) *Voice song. and speech.* ; London, 1891.

gonflent le ventre sont bien plus élevés que chez les personnes qui soulèvent les épaules et les clavicules. C'est là, dit notre distingué confrère, un fait qui ne saurait être attaqué par aucune espèce d'argument et qui est suffisant en lui-même pour faire pencher la balance du côté de la respiration abdominale. Et récemment (1), le docteur Lennox Browne citait les cas très probants de deux sujets respirant par le sommet de la poitrine et chez lesquels le spiromètre indiquait des chiffres au-dessous de la moyenne. Leur éducation fut entreprise ; au bout de quelques leçons, ils pratiquaient convenablement la méthode abdominale, et leur capacité respiratoire avait augmenté de plus de 60 pouces cubiques. Donc, pas de discussion possible sur ce point, le type abdominal a, sur le claviculaire, l'avantage de mettre plus de souffle à la disposition du chanteur ; mais nous verrons, par contre, que, comparé au mode costal, il se trouve, sous ce rapport, dans un état d'infériorité aussi manifeste.

(1) Société britannique de Laryngologie, 9 mars 1892.

En effet, comme la costo-supérieure, la respiration abdominale présente le grave inconvénient de n'être qu'une *respiration partielle,* localisée à une seule région de la poitrine, à sa base. Or, dans le chant, l'ampliation inspiratrice doit se répartir sur l'ensemble de la cavité thoracique.

C'est un motif déterminant pour nous faire rejeter l'emploi du type abdominal, c'est-à-dire de toute forme respiratoire : 1° se traduisant à l'inspiration par le gonflement du ventre ; 2° résultant de la seule contraction du diaphragme et se privant du concours des muscles inspirateurs externes.

Les parois de l'abdomen sont, en effet, poussées en avant par les viscères de la cavité abdominale, aux dépens de laquelle s'effectue la dilatation thoracique. Les côtes inférieures restant presque immobiles, il n'y a pas l'élargissement latéral que l'on observe dans le mode costal, les viscères ne peuvent se loger dans les hypochondres. Le ventre proémine d'autant plus sur sa ligne médiane que le mouvement de descente du diaphragme est plus prononcé.

En outre, les puissances inspiratrices

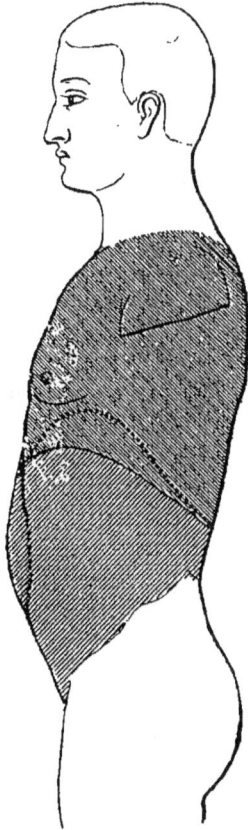

FIG. 4. — Type abdominal.
Le pointillé représente le profil avant l'inspiration.

externes n'interviennent pas, les muscles
de la paroi thoracique, qui ont pour mission

d'élever les côtes, restent dans le repos. Le travail du diaphragme entre seul en ligne de compte. C'est ce que Mandl lui-même s'efforce de bien établir (1).

« *Un seul muscle*, dit-il, agit alors dans l'inspiration, il agrandit le diamètre vertical du thorax. Les forces dépensées pour le mettre en mouvement sont minimes, car il ne s'agit que du déplacement des viscères mous et mobiles de la cavité abdominale. Lorsque, pour les besoins du chant, une aspiration prolongée est nécessaire, la lutte entre les muscles inspirateurs et expirateurs *se passe tout entière* sur les mêmes viscères, et les parois thoraciques *n'éprouvent aucune fatigue.* »

Et ailleurs : « La respiration abdominale exige *l'abaissement complet* du diaphragme (2). Enfin, on affirme que la contraction du diaphragme est toujours accompagnée d'un soulèvement des côtes et on a voulu expliquer ce déplacement

(1) *De la fatigue de la voix*, p. 15 ; Paris, 1855; Labbé, éditeur.
(2) *Ibid.*, p.

de diverses manières. Mais, lorsqu'on est parfaitement maître de la respiration diaphragmatique, on peut faire de profondes inspirations, *sans soulever en aucune manière les côtes,* ainsi que le dit déjà M. Magendie (1). »

Nous avons tenu à reproduire ces citations pour nous défendre d'un reproche qui vient de nous être adressé par M. Weber (2), celui d'avoir prêté à Mandl des opinions qu'il ne professait pas. Les lignes précédentes font bien voir cependant que cet auteur comprend le type abdominal sans la participation des muscles thoraciques et sans l'élévation des côtes ; puisque, d'après lui, *un seul muscle agit,* le diaphragme, qui *s'abaisse complètement ;* puisque la lutte vocale est tout *entière* circonscrite entre ce même diaphragme et les expirateurs abdominaux ; puisque les personnes qui sont parfaitement maîtresses de ce mode respiratoire peuvent faire de profondes inspirations sans soulever *les côtes.*

Nous n'ignorons pas que Mandl a également

(1) *De la fatigue de la voix,* p. 6.
(2) Journal *Le Temps,* 20 juillet 1892.

dit « que les types respiratoires pouvaient se combiner »; mais c'est là une autre question.

Nous n'avons jamais songé à nier que le diaphragme était susceptible d'ajouter son action à celle des inspirateurs externes ; mais alors il ne s'agit plus du mode abdominal, mais bien du costal, dans lequel on constate l'aplatissement et non le gonflement du ventre. L'abaissement du diaphragme est modéré et est consécutif au mouvement d'élévation des côtes.

Si Mandl a tant insisté sur la contraction isolée du diaphragme, c'est pour faire valoir un argument important pour les défenseurs du type abdominal, à savoir : que la fatigue des muscles thoraciques est nulle dans ce mode respiratoire.

Nous ne pouvons admettre cette manière de voir, nous n'avons pas observé de fatigue particulière chez les sujets qui ne respirent pas du ventre, à moins que l'on ne dépasse la limite des forces, en faisant des inspirations excessives, exagérées; la fatigue survient alors en raison de l'effort produit, et il en est ainsi dans tous les modes de respiration.

Du reste, c'est là une accusation banale que se lancent réciproquement les adversaires de chaque type. Ainsi, le docteur Cheval (1), après avoir fait remarquer que, quand le thorax est soulevé, son retour à l'état de repos est facilité par la pesanteur et l'élasticité des parties, écrit :

« Dans le mode abdominal, la pesanteur intervient, au contraire, pour contrarier le mouvement ascensionnel du diaphragme ; l'estomac et le foie qui pèse 2 kilos, fortement abaissés par la contraction énergique du diaphragme, sont repoussés en haut, non plus par la rétraction élastique de la paroi abdominale, qui serait beaucoup trop lente, mais par une contraction musculaire énergique ; le creux de l'estomac doit fuir, comme devant un coup de poing, dit Mandl. »

Nous lisons encore dans le même ouvrage : « On peut reprocher au type abdominal une fatigue excessive et des trous dans la voix. C'est

(1) Bonheur, *loc. cit.*

que le chemin détourné que Mandl fait suivre au courant nerveux pour amener l'inspiration par la contraction des muscles abdominaux, non seulement exige une dépense disproportionnée d'énergie par la mise en action d'une longue masse nerveuse et de masses musculaires non habituées à ce travail, mais encore parce qu'à une contraction inspiratoire énergique succède une contraction expiratoire plus énergique encore, si possible. »

Nous nous garderons bien d'assumer la responsabilité de semblables appréciations. Si nous avons reproduit ces lignes, c'est surtout pour faire œuvre d'impartialité.

Après avoir montré que les confrères ennemis s'accusent des mêmes crimes, nous renverrons les adversaires dos à dos, en constatant que, malgré tout, la méthode abdominale est capable de donner d'excellents résultats, comme chez M. Faure, par exemple.

L'important, en mécanique respiratoire comme en toutes choses, est de ne pas aller au delà de ses aptitudes, de ne pas abuser de ses forces, de bien régler ses mouvements, faute de quoi on court le risque de porter atteinte au jeu régulier de la fonction.

Laissons donc de côté cette question de fatigue et demandons-nous s'il est logique et profitable d'utiliser la seule contraction du diaphragme, alors que nous avons à notre disposition le précieux concours des muscles de la cage thoracique.

Quel intérêt nous pousse à augmenter seulement le diamètre vertical de la poitrine et à faire fonctionner un seul agent? La dépense des forces nécessaires à la production du son étant répartie entre plusieurs muscles, le travail de chacun d'eux ne sera-t-il pas moindre?

Et, comme aurait dit l'illustre auteur de l'*Usage des Parties*, pourquoi la nature, si sage, si prévoyante, n'a-t-elle pas enfermé le cœur et les poumons dans une boîte osseuse comme le crâne; pourquoi nous a-t-elle dotés d'une cage thoracique mobile, si l'enveloppe de la poitrine devait toujours rester dans le même état de fixité? Si le sternum, la clavicule, les côtes, les

vertèbres dorsales portent des surfaces articu-
laires, c'est que des mouvements se produisent
entre ces différentes pièces osseuses ; sinon, ces
dernières seraient réunies par des soudures, par
des ankyloses. Or, étant admis qu'il y a des
mouvements, que la poitrine se dilate et se
rétrécit, comment supposer que le thorax doive
rester immobile dans l'acte du chant qui nécessite de grandes amplitudes respiratoires?

Dans l'inspiration calme, qui a pour but de renouveler simplement l'air des vésicules pulmonaires, d'apporter l'aliment indispensable aux phénomènes de combustion, le diaphragme peut suffire à la besogne. Mais, quand il s'agit de prendre
le plus de souffle possible, de maintenir cet air à
une certaine pression, d'en régler et d'en ménager
le débit, il faut appeler à son aide les inspirateurs
et expirateurs costaux. Soutenir le contraire, c'est
nier l'évidence et admettre la complète inutilité
de l'appareil thoracique.

Nous avons vu, du reste, que nos plus éminents physiologistes ont constaté la participation
de la cage thoracique aux grands mouvements

respiratoires ; nous avons, de plus, rapporté les expériences de Marey, Chassagne et Dally, montrant que la poitrine se développait sous l'influence des exercices gymnastiques qui exigent de profondes inspirations.

Il nous paraît donc établi que, dans le chant, il faut élever les côtes au moyen des inspirateurs externes, faute de quoi, nous le verrons par la suite, la cavité pectorale n'est pas élargie suivant son plus grand diamètre, le transverse, et ne peut remplir qu'imparfaitement son office de caisse sonore.

Il est aussi un autre inconvénient, également sérieux, qui résulte de l'emploi du type abdominal : celui de soumettre à une forte pression les organes renfermés dans l'abdomen et de provoquer ainsi différents accidents morbides.

Dans ce mode de respiration, la force expiratrice est fournie par les muscles de la paroi abdominale, qui se contractent énergiquement pour refouler en haut les intestins, l'estomac, le foie, la rate. Mais le diaphragme est encore fortement abaissé et doit continuer à être maintenu dans un état de contraction, afin d'empêcher la trop brusque sortie de l'air. Il s'ensuit que, malgré l'élasticité des gaz intestinaux, les viscères abdominaux ne pourront échapper à la pression combinée des puissances inspiratrices et expiratrices.

« Que de travail perdu, dit Cheval, à pousser en tous sens la masse intestinale qui tend à sortir et par les orifices naturels et par les artificiels ; que de hernies, que d'affections du foie et de l'estomac, que de troubles de la circulation abdominale, une telle manœuvre ne doit-elle pas produire, et quelles digestions cette trituration doit-elle amener? »

Loin de nous l'idée de soutenir que de semblables accidents se manifestent chez toutes les personnes qui respirent du ventre. L'observation clinique permet chaque jour de s'inscrire en faux contre une pareille proposition. Mais nous sommes obligé de reconnaître que, chez des sujets prédisposés, la méthode abdominale peut être le point de départ des symptômes

signalés, et, dans deux cas, le doute ne nous
a pas semblé possible sur la véritable origine
de l'affection.

Le premier fait est relatif à une jeune personne de vingt-deux ans, bien réglée et bien
portante, qui avait impunément pu chanter
jusqu'au jour où elle tomba entre les mains
d'un professeur fanatique de la respiration
abdominale. Après deux mois de leçons survin-
rent des troubles dysménorrhéiques ; puis elle
ressentit une douleur persistante dans le bas-
ventre ; la souffrance devenait vive après les
études vocales ; la marche était très pénible.
Nous constatâmes une rétroversion de l'utérus.
Un traitement approprié et le changement de
professeur firent cesser les accidents, qui n'ont
plus reparu.

Dans le second cas, il s'agit encore d'une
jeune femme de vingt et un ans qui avait toujours
joui d'une excellente santé et n'avait jamais
souffert de l'estomac. Elle se mit à étudier le
chant avec un maître qui l'obligeait à respirer
par le ventre. Elle ne tarda pas à avoir des

digestions laborieuses, avec somnolence, flatulence, renvois acides. Puis l'appétit disparut, une douleur vive se fit sentir, par intervalles, à la région épigastrique et entre les omoplates. Enfin, des vomissements répétés empêchaient l'alimentation ; la malheureuse ne pouvait supporter le régime lacté, elle était d'une tristesse presque mélancolique. Tout traitement échoua jusqu'au moment où elle abandonna, avec le maître, la méthode abdominale. Après une année de repos, cette dame a recommencé à chanter en se servant de la respiration costale ; elle n'a plus eu à se plaindre de l'estomac.

Dès 1880, le docteur Wing (1) a du reste appelé l'attention sur les conséquences fâcheuses de la respiration abdominale, et il rapporte les observations de quatre jeunes femmes bien portantes qui devinrent malades après quelques mois de pratique du type abdominal. L'une fut atteinte de déplacement utérin, l'autre fut prise de leucorrhée et de douleurs lombaires pendant la marche ; chez les deux dernières appa-

(1) *Boston medical and surgical Journal*, 1880.

rurent des troubles dysménorrhéiques, alors qu'autrefois la menstruation était moins douloureuse.

A ce propos, cet auteur cite les paroles typiques d'un professeur à une élève qui se plaignait de ne pouvoir se promener depuis qu'elle suivait ses leçons : « Une artiste qui veut bien chanter doit s'attendre à ne plus pouvoir marcher. »

Le docteur Barnes, un gynécologue américain, cité par Wing, a également observé des désordres de même nature chez les femmes qui gonflent le ventre dans l'inspiration, et il dit que le prolapsus utérin est souvent le résultat de la méthode abdominale.

Des hernies inguinales ou crurales, des varicocèles seront aussi à redouter, si bien que, tout en admettant que ces accidents surviennent seulement dans des cas isolés, il sera bon de surveiller attentivement l'emploi de la respiration abdominale.

Et cependant, malgré ces inconvénients multiples, la doctrine de Mandl a été défendue par des hommes dont l'autorité scientifique et artistique est incontestable.

Parmi les médecins, nous trouvons Ch. Battaille, Ed. Fournié, Béclard, Debay, Vacher, Lermoyez, Gouguenheim, Langmaid, Nuvoli, Masucci ; parmi les écrivains s'occupant des questions musicales : J. Weber, Gustave Bertrand, Delprat, J.-F. Bernard, Henri Lavoix; parmi les professeurs : Panofka, Holtzem, Concone, Batiste, Audubert, Crosti, Lemaire, Giraudet, Mme Marchesi, et Faure, qui écrit, dans son remarquable traité (1) :

« Au point de vue du chant, on doit s'efforcer de respirer comme dans l'état de sommeil lorsqu'on est placé dans la position horizontale. La respiration abdominale, qu'on doit préférer à la respiration thoracique, est la seule qui permette d'emmagasiner une grande quantité d'air sans aucune espèce de contorsion, comme, par exemple, celle trop fréquente de lever les épaules à chaque inspiration ; elle permet d'obtenir l'instantanéité d'attaque dans les

(1) *Méthode de Chant*; Paris, Heugel, éditeur.

demi-appels et dans les quarts d'appel de souffle, sans altérer les mouvements les plus vifs de la mesure. »

Trop heureux si, avec de si nombreux et de si éminents adversaires, nous parvenons à faire abandonner les pratiques abdominales et à faire adopter la respiration costale, que nous allons maintenant étudier.

CHAPITRE VII

RESPIRATION COSTALE

Le mouvement de dilatation est général, la poitrine participe, dans son ensemble, à l'ampliation inspiratrice. — Le thorax est surtout élargi suivant son plus grand diamètre le transverse. — Formule géométrique relative à l'évaluation du volume thoracique. — Recherches spirométriques établissant que le mode costal est celui qui met la plus grande quantité d'air à la disposition du chanteur.

Nous avons insisté sur le grave inconvénient présenté par les types claviculaire et abdominal de n'être que des respirations partielles portant sur le sommet ou la base du thorax et augmentant soit le diamètre antéro-postérieur, soit le diamètre vertical de la poitrine.

Dans le mode costal, nous avons, au contraire, affaire à une respiration générale dont le maximum d'action a lieu au niveau de la partie moyenne de la cage thoracique. C'est suivant son diamètre transverse que cette dernière s'élargit le plus ; néanmoins, toutes les côtes, sauf les deux ou trois premières, sont poussées en haut et en dehors dans l'inspiration, tandis que, de son côté, la convexité du diaphragme tend à s'effacer.

Le mouvement de dilatation n'est pas localisé à un département de la poitrine ; celle-ci, dans son ensemble, participe à l'expansion inspiratrice qui, se généralisant, ne sera plus exagérée soit à la base, soit au sommet, d'où diminution, dans ces régions, de la dépense musculaire répartie entre un plus grand nombre d'agents.

Cette respiration costale est, en outre, celle qui augmente le plus la capacité du réservoir thoracique ; or, il n'est pas besoin de faire ressortir les précieux avantages qui résulteront pour un artiste d'avoir à sa disposition une plus grande quantité d'air et de pouvoir dire des phrases musicales d'une plus longue durée.

« Un chanteur, dit la méthode du Conservatoire, qui n'aura pas exercé la respiration sera forcé de respirer souvent, mais alors ses moyens seront bientôt épuisés, et sa voix ne

fera plus entendre que des sons faibles et va-
cillants. Sans un grand volume d'air qu'on doit
savoir comprimer et ménager longtemps avec
adresse, il n'est point de force ni de timbre
dans la voix ; de plus, sans cette faculté, il
n'est guère possible de bien phraser le chant. »

Le type costal permet de faire une plus abondante provision de souffle parce que le diamètre
transverse qui s'accroît alors est le plus étendu
et qu'il développe davantage les dimensions du
poumon.

«Les trois diamètres du poumon, dit Sappey(1),
diffèrent beaucoup par leur importance ; le
transverse l'emporte notablement sur les deux
autres. C'est pourquoi l'allongement de l'un de
ceux-ci et même de tous les deux ne saurait
suffire pour compenser entièrement l'allongement du premier.» Ce qui revient à soutenir que
la dilatation de la poitrine dans le sens latéral
constitue le mouvement le plus important du
mécanisme respiratoire sous le rapport du volume
d'air à utiliser.

(1) *Traité d'anatomie.*

Notre excellent confrère le docteur Mayo Collier (de Londres), un des chauds partisans de la respiration thoracique, démontre le point en question, d'une façon fort ingénieuse, en s'appuyant sur un théorème de géométrie (1).

Pour cela, il suffit de se rappeler que la poitrine a été comparée à un cône dont la base correspond au diaphragme, et d'appliquer à l'évaluation de son volume la formule connue :

$$V = \frac{h}{3}\pi r^2$$

V représentant la capacité thoracique ;

h la hauteur du cône, c'est-à-dire le diamètre vertical ;

r le rayon de la base ;

π le rapport entre le diamètre du cercle et sa circonférence.

Un simple coup d'œil sur cette équation fait comprendre que si h est augmenté par l'abaissement du diaphragme, il sera cependant toujours

(1) *Journal of Laryngology*, février 1890.

divisé par 3, de telle sorte que, dans aucun cas, l'accroissement de b ne pourra influencer d'une manière bien sensible le volume du cône, lorsque la surface de la base πr^2 ne sera pas modifiée.

Au contraire, une augmentation, même très faible, de r aura toujours une grande importance, puisque, dans la formule, r est porté *au carré*.

En supposant que l'allongement de b puisse atteindre 4 centimètres, chiffre supérieur à la réalité, et que l'agrandissement maximum du diamètre soit le même, c'est-à-dire 2 centimètres pour r,

Nous aurons pour le type abdominal :

$$V = \frac{b+4}{3} \pi r^2$$

Et pour le type costal :

$$V = \frac{b}{3} \pi (r+2)^2$$

Un simple calcul donnera des chiffres établissant mathématiquement le fait suivant : la descente du diaphragme a beaucoup moins d'action sur la capacité thoracique que le mouvement en dehors de l'appareil costal.

L'emploi du spiromètre fournit des résultats semblables.

Certains auteurs, Béclard, Lennox Browne, entre autres, ont bien soutenu que le type abdominal procurait au chanteur le plus fort volume d'air, mais c'était comparativement au type claviculaire, et, sur ce point, nous ne pouvons que nous ranger à leur avis. Si, au contraire, on fait entrer en ligne le mode costal, il faut reconnaître que l'avantage reste à ce dernier.

Miss Pollard (1), qui a étudié avec le spiromètre les rapports volumétriques existant entre les modes abdominal et costal, tire de ses nombreuses expériences ces conclusions : les chiffres obtenus établissent que, chez le même individu, la capacité vitale est moindre avec la respiration abdominale qu'avec le mode costal.

Les recherches que nous avons entreprises de

(1) *Journal of Physiology*; mars 1890 Cambridge,.

notre côté nous permettent d'être aussi affir-
matif sur cette question.

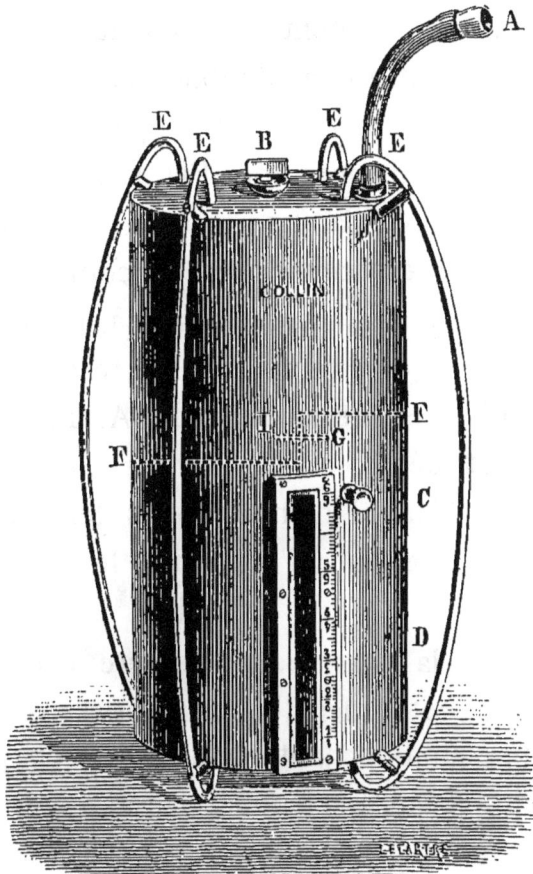

FIG. 5. — Spiromètre.

Nous avons mesuré le volume d'air expiré au
moyen du spiromètre que nousavons imaginé,

et dont on trouvera la description détaillée dans un travail antérieur (1) et dont nous reproduisons l'image. Contentons-nous de dire ici que cet instrument est un double vase de Mariotte, composé de deux chambres superposées, séparées par deux diaphragmes FH, semi-circulaires, qui sont réunis par une cloison verticale. Les deux chambres sont mises en communication par un tube I. L'appareil étant à moitié plein d'eau et le liquide remplissant le réservoir supérieur, si l'on expire par l'embout A, une quantité d'eau est déplacée et s'écoule du réservoir supérieur dans l'inférieur ; des fenêtres graduées permettent d'apprécier le niveau du liquide.

Lorsque la chambre supérieure est vide, il suffit de retourner l'instrument sens dessus dessous, en bouchant le tube E et en plaçant l'embout A sur la chambre D, en même temps que l'on enlève la vis C' et ferme l'ouverture C.

(1) *Revue de Laryngologie et d'Otologie* ; Bordeaux, avril-mai 1890.

L'instrument une *fois en train* peut fonctionner indéfiniment, en offrant l'important avantage d'opposer à l'air expiré une résistance égale à tous les moments de l'expérience.

Dans nos expériences, tous les sujets ont d'abord, pendant quelques séances initiales, appris à se servir de notre instrument. C'est là un point de pratique qu'il ne faut pas oublier, car il n'est, en général, besoin que d'un peu d'habitude, de quelques essais, pour voir monter le chiffre primitif de l'échelle indicatrice, sans que la capacité vitale ait augmenté pour cela.

Les nombres que nous rapportons représentent les moyennes des résultats fournis par chaque individu, et sur chacun nous avons répété nos expériences une quinzaine de fois.

Une première série de recherches a eu pour but de mesurer les volumes d'air expirés par la même personne, suivant qu'elle se servait du type claviculaire ou du type costal. A cet effet, nous avons choisi des femmes adultes de vingt à trente ans, appartenant à toutes les conditions, mais qui n'avaient jamais étudié le chant et chez

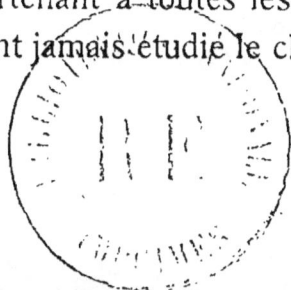

lesquelles le mode claviculaire était très caractérisé. Après de larges inspirations, le spiromètre
nous donnait les quantités d'air rejetées par des
expirations forcées.

Puis, nous faisions changer le type respiratoire ; nous engagions ces personnes à immobiliser le sommet du thorax, à moins déprimer
leur ventre, à élargir les parties moyenne et
inférieure de la poitrine. Dans cette éducation,
nous n'avons jamais rencontré de sérieuses difficultés. Après quelques jours ou quelques
semaines, lorsque la respiration costale était cor-
rectement pratiquée, nous reprenions les me-
sures spirométriques.

Nous avons expérimenté de la sorte sur vingt-
trois femmes et avons constaté que la méthode
costale avait déterminé une augmentation de :

700 à 800 cent. cubes d'air chez deux.
600 à 700 — — — cinq.
500 à 600 — — — six.
400 à 500 — — — quatre.
300 à 400 — — — deux.
200 à 300 — — — une.
100 à 200 — — — trois.

Dans une seconde série de recherches, nous groupons douze sujets du sexe féminin, ayant fait des études vocales et dont la respiration avait été déjà transformée par des professeurs. Ces personnes étaient arrivées à ne plus faire usage que du type costal en chantant; mais il leur était néanmoins facile d'employer à l'occasion le mode claviculaire. Nous avons pu, au moyen du spiromètre, comparer les proportions d'air utilisées par l'un et l'autre système. Nous avons noté que le type costal produisait une augmentation de :

```
600 à 700 centimètres cubes chez trois sujets
500 à 600      —          — quatre  —
400 à 500      —          — un      —
300 à 400      —          — trois   —
200 à 300      —          — un      —
```

On est donc autorisé à soutenir que la capacité vitale est, avec le type costal, plus forte qu'avec le type claviculaire.

Quinze individus du sexe masculin, adultes, pris en dehors des chanteurs, nous ont servi pour notre troisième série de recherches. Il

s'agissait de connaître les variations volumétriques occasionnées par les modes abdominal
et costal. A l'état ordinaire, ces sujets respiraient
en gonflant l'abdomen. Leur mesure spirométrique fut prise, les côtes restant immobiles.
Puis ils parvinrent assez rapidement à bien
dilater la base du thorax, en faisant usage d'une
ceinture comprimant légèrement le ventre. La
quantité d'air s'est accrue, dans la respiration
costale, de :

300 à 400 centimètres cubes chez cinq individus.
200 à 300　　　　　—　　　　　— six　　—
100 à 200　　　　　—　　　　　— deux　　—

Dans deux cas, nous avons noté des résultats
négatifs, sans que nous ayons pu savoir la cause
à laquelle il fallait rattacher ces exceptions.

Une quatrième série comprend sept hommes,
artistes lyriques respirant suivant la méthode
costale pendant le chant et avançant, au contraire, le ventre dans les inspirations normales.
Nous avons trouvé en faveur du mode costal
une différence de :

600 à 700 centimètres cubes chez deux individus.
500 à 600   —   — trois   —
400 à 500   —   — un   —
300 à 400   —   — un   —

Enfin, chez trois chanteurs, parfaitement maîtres de leurs mouvements respiratoires et pouvant employer à volonté l'un des trois types, mais plus familiers avec le mode costal, dont ils se servent ordinairement en chantant, nous avons enregistré les moyennes suivantes :

Resp. claviculaire.	Resp. abdominale.	Resp. costale.
4,600 cent. cubes.	5,200 cent. cubes.	5,300 cent. cubes.
4,000 —	4,300 —	4,800 —
3,700 —	4,000 —	4,300 —

Les chiffres indiqués mettent hors de doute le fait que nous voulons établir : la respiration costale met à la disposition du chanteur une plus grande quantité de souffle que les modes claviculaire et abdominal.

CHAPITRE VIII

RESPIRATION COSTALE (*Suite*)

L'artiste peut régler avec précision le débit du souffle. — Effort vocal, antagonisme et synergie musculaires. — Insuffisance des forces abdominales. — Mécanisme respiratoire dans le *son filé*. — De la résonnance thoracique ; les propriétés sonores de la cavité pectorale sont mises en valeur par le type costal.

Mais il ne suffit pas d'emmagasiner une grande quantité d'air, il est également indispensable pour le chanteur de bien savoir économiser son souffle et de ne l'utiliser qu'au fur et à mesure des besoins vocaux. L'artiste doit chercher à se rendre entièrement maître de sa respiration, il doit s'efforcer de retenir le plus possible son haleine et de retarder autant qu'il le pourra le retrait et l'affaissement de la poitrine.

« Dans le chant, dit Paul Bert (1), l'expiration, lentement et, par les chanteurs de profession, sa-

(1) *Leçons sur la Respiration ;* Paris, 1870.

vamment régularisée, ménagée, ne laisse échapper qu'une quantité d'air en rapport avec l'énergie des vibrations laryngées. Ne laisser s'écouler par la glotte que le volume d'air précisément nécessaire pour produire l'effet désiré est l'une des difficultés de l'art du chanteur. »

On conçoit que, si la respiration est courte, si la provision d'air, quoique abondante, est rapidement dépensée, il devient impossible de tenir, de filer un son, de nuancer, de colorer le chant. Les plus belles voix sont alors dépourvues de charme et ne produisent aucune impression sur les auditeurs.

« Dans l'ancienne école italienne, disent MM. Lemaire et Lavoix (1), le chanteur cherchait particulièrement ses effets dans l'étendue et la flexibilité de la voix, toujours sûr d'exciter plus de transports, d'enthousiasme par une belle *mezza di voce,* par des trilles, par tous les brillants embellissements dont il fleurissait son chant, que par de violents accès de passion. Or, c'est en grande partie à l'art de bien

(1) *Loc. cit.*

respirer qu'il devait la douceur, la pureté et la durée du son ; aussi apprenait-il avec le plus grand soin à mesurer sa respiration avec économie, au point de pouvoir exécuter des traits dont la durée dépassait vingt ou vingt-cinq secondes. Farinelli, par exemple, chantait, sans reprendre haleine, des passages composés de trois cents notes. »

Il importe donc au plus haut point de bien mesurer le mouvement d'expiration, de régler avec précision le débit du souffle. Avec le type costal, ce but sera plus facilement atteint qu'avec le mode abdominal, dans lequel les muscles thoraciques sont laissés dans l'inaction.

On sait, en effet, que les phénomènes mécaniques de la respiration sont sous la dépendance de deux ordres de muscles et que, dans l'acte du chant, il y a lutte, opposition entre les agents inspirateurs et expirateurs. La poitrine est d'abord dilatée par les muscles inspirateurs. Ceux-ci alors, au lieu de cesser d'agir, continuent à se contracter plus ou moins énergiquement, de façon à retenir dans les poumons l'air, qui sans cela serait rapidement chassé par les expirateurs.

Mandl soutient que le combat se livre dans la cavité abdominale, où viennent se rencontrer les forces antagonistes du diaphragme et des muscles de la paroi de l'abdomen. Nous croyons, au contraire, que la lutte s'engage principalement entre les muscles qui unissent les différentes pièces de la cage thoracique, les muscles abdominaux jouant un rôle secondaire; et en cela nous nous appuyons sur les notions physiologiques *de l'effort* qui préside à tous les mouvements expiratoires d'une certaine durée et qui ne peut s'effectuer qu'avec le concours des muscles thoraciques.

Le professeur Ledentu dit, dans son remarquable article du *Dictionnaire de Médecine et Chirurgie pratiques* (1) :

« La véritable caractéristique de l'effort c'est que, quelle que soit la modification que subit la respiration, on peut toujours constater que le thorax est immobilisé complètement ou incomplètement, soit dans son ensemble, soit partielle-

(1) *Effort*, t. XII.

ment, suivant les cas. C'est qu'en effet l'effort offre certaines variétés. Il y a des efforts qui sont presque limités au thorax, ceux du cri, *du chant*, de la toux ; ils ne sont exécutés qu'en vue d'une modification particulière à imprimer à l'écoulement de l'air hors des poumons. Ce sont des expirations à type spécial, accompagnées d'un déploiement de force inaccoutumé et de phénomènes vocaux de diverse nature. »

Adoptant les idées de Verneuil (1), cet auteur admet trois sortes d'efforts :

1° L'effort *général*, ou *thoraco-abdominal*, dans lequel il y a fermeture des quatre sphincters livrant passage aux matières alimentaires et fécales, à l'urine et à l'air : c'est l'effort proprement dit ;

2° L'effort *abdominal* ou *expulsif*, dans lequel les muscles expirateurs jouent encore le principal rôle pour rétrécir la cavité abdominale ou thoracique dans tous ses diamètres. Ici, une partie des sphincters est fermée, tandis que les autres

(1) *Société de Chirurgie ;* Paris, 1856.

s'ouvrent pour laisser passer l'air, l'urine, les fèces, etc.;

3° L'*effort thoracique*, dans lequel la respiration n'est pas suspendue et qui consiste non seulement dans la contraction énergique et brusque des muscles dilatateurs externes du thorax, mais dans la continuation, dans la persistance de cette contraction.

C'est dans cette variété que rentre l'*effort vocal*.

Les qualificatifs d'*abdominal* et de *thoracique*, dont s'est servi Verneuil pour désigner les deux dernières espèces d'efforts, montrent clairement que, dans l'effort expulsif du cri, de la miction, du vomissement, les muscles abdominaux interviennent incessamment, tandis que, dans l'effort vocal, l'action des muscles thoraciques est prédominante; ce qui veut dire que, dans le chant, comme nous le soutenons, les forces abdominales doivent se tenir en seconde ligne et que le poids de l'action doit être surtout supporté par les forces thoraciques exposées au premier rang.

« Au début de leurs études, écrit Ledentu, les chanteurs ne savent pas encore maintenir la contraction des inspirateurs externes pendant qu'ils relâchent le diaphragme pour émettre les sons. Ils ont l'haleine courte et *perdent tout leur vent* en quelques instants. Mais plus tard, quand l'exercice leur a appris que la meilleure manière de ralentir l'expiration est de maintenir aussi longtemps que possible la fixité du thorax, ils réalisent, sans le savoir, l'effort thoracique. »

Si, en effet, on contracte avec une égale intensité les muscles inspirateurs et expirateurs externes, le thorax est fixé, et alors l'expiration peut se faire par le seul relâchement du diaphragme, mais alors la colonne d'air est poussée trop faiblement pour produire des vibrations sonores des cordes vocales. Dans ce cas, on n'obtiendra qu'un son faible, très doux : c'est ce qui arrive quand on chantonne.

Si l'on veut émettre un son plus fort, il faut de toute nécessité accentuer la contraction des expirateurs thoraciques, de façon que leur action surpasse celle des antagonistes inspirateurs. Quand la note devra être lancée avec toute l'intensité possible, on contractera les expirateurs à leur maximum, et les inspirateurs à leur minimum.

Ce mécanisme de l'effort vocal est très bien expliqué par Hamonic (1), qui conclut en disant : « C'est au chanteur à s'exercer à contracter isolément ses muscles inspirateurs et expirateurs, ou à les faire jouer avec une force égale ou inégale, de façon à obtenir chez eux cette sorte d'indépendance fonctionnelle qui est le secret de l'effort vocal. »

Supposons maintenant un artiste qui veuille *filer un son,* c'est-à-dire produire l'effet vocal appelé *mezza di voce* par les Italiens, en attaquant la note d'abord *pianissimo,* en passant graduellement par toutes les nuances du *crescendo,* pour aboutir au *forte* et revenir en *diminuendo* jusqu'au *pianissimo.* Ce chanteur, ayant rempli sa poitrine d'air suivant le mode costal,

(1) *Manuel du Chanteur ;* Paris, 1888.

continuera à contracter ses muscles inspirateurs, de telle façon que l'action des expirateurs soit en quelque sorte neutralisée et que le son émis soit très faible. Puis, l'énergie de ces derniers augmente progressivement, pendant que diminue celle des inspirateurs, qui sera à son minimum lors du *forte*, moment où, au contraire, la puissance des expirateurs sera à son maximum. Dans la période de décroissance de la *mezza di voce*, les mêmes phénomènes se produisent dans l'ordre inverse ; au *pianissimo* final, l'action des inspirateurs devra de nouveau presque égaler celle des expirateurs.

Avec le système de Mandl, les muscles abdominaux se contractant pendant l'expiration, la résistance sera représentée par le diaphragme ; or, d'après les lois physiologiques de la *synergie* et de l'*antagonisme* musculaires, tout mouvement, pour être parfaitement régularisé, demande la mise en jeu du groupe entier de muscles destinés à l'accomplir ; si bien que, dans le groupe inspirateur, les dilatateurs thoraciques restant inactifs, on peut se demander si, avec le seul concours du diaphragme, la sortie de l'air est réglée avec autant de précision que par la méthode costale.

La réponse ne saurait être douteuse et les observateurs ont signalé cet inconvénient sérieux du type abdominal, sans cependant en donner la cause.

« Quand l'abdomen est déprimé, dit Morell Mackenzie (1), on est beaucoup plus maître du mouvement expiratoire que lorsque le diaphragme est abaissé; cet acte peut être absolument réglé par la volonté, au gré de l'artiste. L'inspiration abdominale prédispose, en outre, à expirer par saccades, défaut fatal pour le chanteur, qui se fatigue beaucoup. »

Ces lignes sont écrites à la suite d'une note rédigée par le docteur Mayo Collier, qui exprime ainsi son opinion : « Gottfried Weber (2), un des chanteurs les plus intelligents qui aient étudié l'art du chant, déclare que la méthode

(1) *Hygiene of the vocal organs;* 1890, Seventh, éditeur.
(2) *Cæcilia,* 1835, t. XVII.

italienne est incontestablement la meilleure de toutes.

« Nous partageons la manière de voir de ce savant et pensons avec lui que cette méthode fournit au chanteur plus de souffle, qu'elle permet d'exercer un contrôle plus minutieux sur l'acte de l'expiration et s'oppose d'une façon plus efficace à toute déperdition de l'air..... Au contraire, dans le mode abdominal, il n'y a pas moyen de régler le relâchement du diaphragme et, par suite, d'économiser le souffle. »

Cheval (1) parle aussi du débit intermittent et irrégulier de l'air dans le système préconisé par Mandl.

Avec la respiration costale, le chanteur peut donc disposer de la plus grande quantité d'air et en mesurer exactement l'écoulement ; il peut, en outre, tirer le meilleur parti des propriétés résonnantes de la poitrine, considérée comme caisse d'harmonie.

Il importe d'autant plus de mettre ce dernier

(1) Bonheur, *loc. cit.*

point en lumière qu'il a été laissé dans l'ombre par la plupart des auteurs.

Les qualités de la voix, principalement l'intensité et le timbre, ne dépendent pas seulement des vibrations des cordes vocales inférieures, mais aussi des vibrations de l'air dans les chambres sonores situées au-dessous et au-dessus du larynx. Depuis les belles découvertes d'Helmholtz sur les harmoniques du son fondamental et sur la formation des voyelles, il est généralement accepté que les ventricules du larynx, le pharynx, la bouche, les fosses nasales et les sinus interviennent à la façon de résonnateurs et déterminent le timbre de la voix. Par contre, à l'exception d'Édouard Fournié, de Koch, Nitot, de Gouguenheim et Lermoyez, de Sewal et Pollard, les physiologistes semblent ne pas se préoccuper du thorax en tant que caisse d'harmonie.

Et, cependant, les vieilles expressions de *voix de tête* et *voix de poitrine* indiquent bien que, de longue date, on attribue certains caractères du registre de poitrine aux modifications vocales imprimées par les vibrations du thorax et de son contenu.

« Quand un violon résonne, disent Gouguenheim et Lermoyez (1), nul ne nie que le son ne soit produit par la vibration de la corde que frôle l'archet ; pourquoi donc, alors que cette corde ébranle l'air dans un si petit espace, le son qui en résulte a-t-il parfois une intensité extrême? Parce qu'au-dessous de la corde il y a la caisse d'harmonie, qui vibre à l'unisson de cette corde et qui agite l'air sur une grande surface. Eh bien! au-dessous de la corde vocale qui, nous le concédons, rend un son maigre et chétif, il y a une énorme caisse de renforcement, constituée par le thorax, par le poumon et la trachée, et qui donne à la voix toute l'intensité dont elle a besoin. »

Pour constater les vibrations de la paroi thoracique, il suffit d'appliquer la paume de la main sur la poitrine d'un individu qui parle : on éprouve alors une sensation qui ne peut laisser aucun doute dans l'esprit, et les variations que font subir à ce symptôme certains états mor-

(1) *Physiologie de la voix et du chant;* Paris, 1885.

bides fournissent au médecin un précieux élément de diagnostic. Ces vibrations ne sont pas perçues avec la même netteté dans toute la hauteur du thorax; il y a ordinairement un foyer maximum qui change de localisation suivant que le son est grave ou aigu. En général, à mesure que la tonalité s'élève, ce foyer monte de la base à la partie moyenne du thorax, et de celle-ci au sommet. Quand la voix de poitrine se transforme en voix de tête, les vibrations de la base disparaissent presque complètement et le *fremitus* vocal ne devient perceptible que dans les fosses sus-épineuses et sous-clavières. Ainsi, par exemple, tandis que la note *la*² provoque les vibrations de toute la profondeur de la poitrine, le *si*² trouvera son foyer maximum au niveau du sternum, le *ut*³ un peu plus haut, et ainsi de suite jusqu'au *la*³; à partir de cette note, ce sont les parties sus-laryngiennes du tuyau vocal qui se mettront à vibrer.

« Le larynx, écrit Édouard Fournié (1), possède une table d'harmonie particulière; mais, à

(1) *Physiologie de la Voix;* Paris, 1866.

cet égard, il se distingue des autres instruments par cette particularité remarquable que le corps de renforcement peut changer de forme et de dimensions selon la note émise. Phénomène merveilleux et que l'art n'a jamais pu imiter! A chaque note correspond une table d'harmonie particulière, qui renforce le son avec d'autant plus d'exactitude et de netteté que cette adaptation n'est pas sous la dépendance de la volonté du chanteur. Chez l'homme, la table d'harmonie est située sur tout le parcours des voies aériennes, depuis les vésicules pulmonaires jusqu'aux lèvres, et, sans que le chanteur s'en préoccupe, chaque note va trouver, dans ce long trajet, la partie résonnante qui convient le mieux à son renforcement. »

Fournié considère donc le thorax comme une véritable caisse de résonnance ; aussi avons-nous regretté de ne trouver aucune trace des doctrines du médecin français dans la récente étude que viennent de publier sur la question Sewal et Pollard (1).

(1) *Journal of Physiology*, mars 1890 ; Cambridge.

Les savants américains ont entrepris une série de recherches dans le but d'établir que, pendant la phonation, le thorax se comportait comme un résonnateur, et que la forme et la capacité de la cavité pectorale contribuaient à doter la voix de ses qualités, à élever ou à baisser les sons émis par les cordes vocales.

Ils ont observé qu'en montant la gamme, les notes aiguës sortent plus facilement, sont plus pures et plus brillantes, si, dans l'expiration, le diaphragme s'élève en même temps que la partie supérieure de la poitrine se dilate. Au contraire, en descendant l'échelle musicale, on arrive à une note plus basse, si l'expiration se fait par le resserrement du thorax, le diaphragme effaçant en même temps sa voussure. Ce qui revient à dire qu'une diminution dans le diamètre vertical de la poitrine et une augmentation dans le diamètre transversal ont pour effet de hausser la note fondamentale du résonnateur thoracique, tandis que la diminution du diamètre transverse et l'accroissement du diamètre vertical abaissent cette même note.

Ces savants démontrent les faits précédents par l'expérience suivante : un bâton de quatre pieds de long est maintenu horizontalement, par simple pression, entre la poitrine d'un individu et une porte ouverte. A l'extrémité de ce bâton, près du sujet, est lié un fil métallique double, qui descend verticalement et qui laisse passer dans son anse un autre fil métallique que l'on tend en fixant un bout à la porte et en attachant un poids à l'autre bout. L'appareil ainsi disposé, si l'on fait vibrer le fil horizontal, on constate que la note produite diffère suivant que l'individu emploie l'un des deux procédés expiratoires que nous venons d'indiquer. Le son paraît plus élevé lorsque le sujet expire en relâchant son diaphragme et en dilatant son thorax.

Des résultats plus concluants pour les idées de Sewal et Pollard ont été obtenus au moyen de la méthode graphique. Trois pneumographes étaient appliqués sur la même personne : l'un au-dessus de l'ombilic, les deux autres sur le sternum, au niveau des huitième et quatrième

côtes. Des tracés furent pris chez dix-huit chanteurs, pendant qu'ils faisaient des gammes en
montant ou en descendant, et, chez quatre
d'entre eux, les tracés sont très significatifs
et ne laissent aucun doute sur l'alternance des
mouvements du diaphragme et des côtes. On
reconnaît aisément que, dans les notes aiguës,
le diamètre horizontal de la poitrine s'élargit,
tandis que le vertical diminue; le contraire a
lieu pour les sons graves.

Il semble donc que le volume et la forme du
thorax varient suivant la hauteur des sons et
que la poitrine mérite d'être considérée comme
le plus parfait des résonnateurs. Or, pour que
cette dernière puisse jouer un rôle aussi important, il est, nous l'avons vu, de toute nécessité
que le thorax ait la faculté de se dilater ou de
se rétrécir dans ses parties moyenne et supérieure, au niveau des huitième et quatrième
côtes, conditions qui ne seront pas remplies si
le chanteur emploie le type abdominal, avec la
contraction isolée du diaphragme et la complète inactivité des muscles thoraciques.

Mais laissons de côté les vues de Fournié, de Sewal et Pollard, que nous n'avons pu contrôler ; n'envisageons pas la poitrine sous le rapport de la résonnance et des modifications qu'elle est susceptible d'imprimer à la hauteur et au timbre des sons ; contentons-nous, avec Gouguenheim et Lermoyez, de considérer le thorax comme un simple renforçateur des sons, opinion qui ne saurait être sérieusement combattue. Il n'en reste pas moins vrai qu'avec le type abdominal ce pouvoir renforçant ne pourra pas pleinement s'exercer.

En effet, la cavité pectorale étant assimilée à une boîte sonore, le degré de vibratilité de ses tables aura une influence directe sur l'amplitude des mouvements ondulatoires de l'air contenu dans la caisse, et par suite sur la puissance de renforcement de celle-ci. Personne n'ignore que les luthiers attachent le plus grand prix à la nature du bois employé pour la construction des instruments.

Or, les parois thoraciques sont constituées par un plan musculo-osseux, le sternum, les côtes et quelques muscles que nous avons déjà énumérés, les intercostaux internes et externes entre autres. Ce tissu musculaire doit vibrer en obéissant aux lois physiques qui règlent les vibrations des cordes et des membranes en général ; l'état de repos, de mollesse, de relâchement, sera défavorable à la production des vibrations, la formation de celles-ci étant, au contraire, facilitée par la contraction, la tension des fibres musculaires. Il importe donc, pour que la poitrine remplisse bien son office de renforçateur, que les muscles thoraciques et surtout les intercostaux qui unissent les côtes soient tendus et contractés, afin d'augmenter l'intensité des sons émis, en accentuant les propriétés vibratiles de la caisse pectorale. Ce résultat ne peut être obtenu avec la respiration abdominale, qui utilise seulement l'action du diaphragme et des parois de l'abdomen.

Il en est tout autrement avec le type costal, qui nécessite l'intervention des agents musculaires entrant dans la constitution des parois du thorax. Le chanteur qui emploie cette méthode et qui, pour retenir son souffle, modère l'action des expirateurs par celle des inspirateurs met ces muscles en état de contraction pendant la plus grande partie de l'effort expiratoire, et place ainsi le thorax dans les conditions exigées par ses fonctions de renforçateur du son.

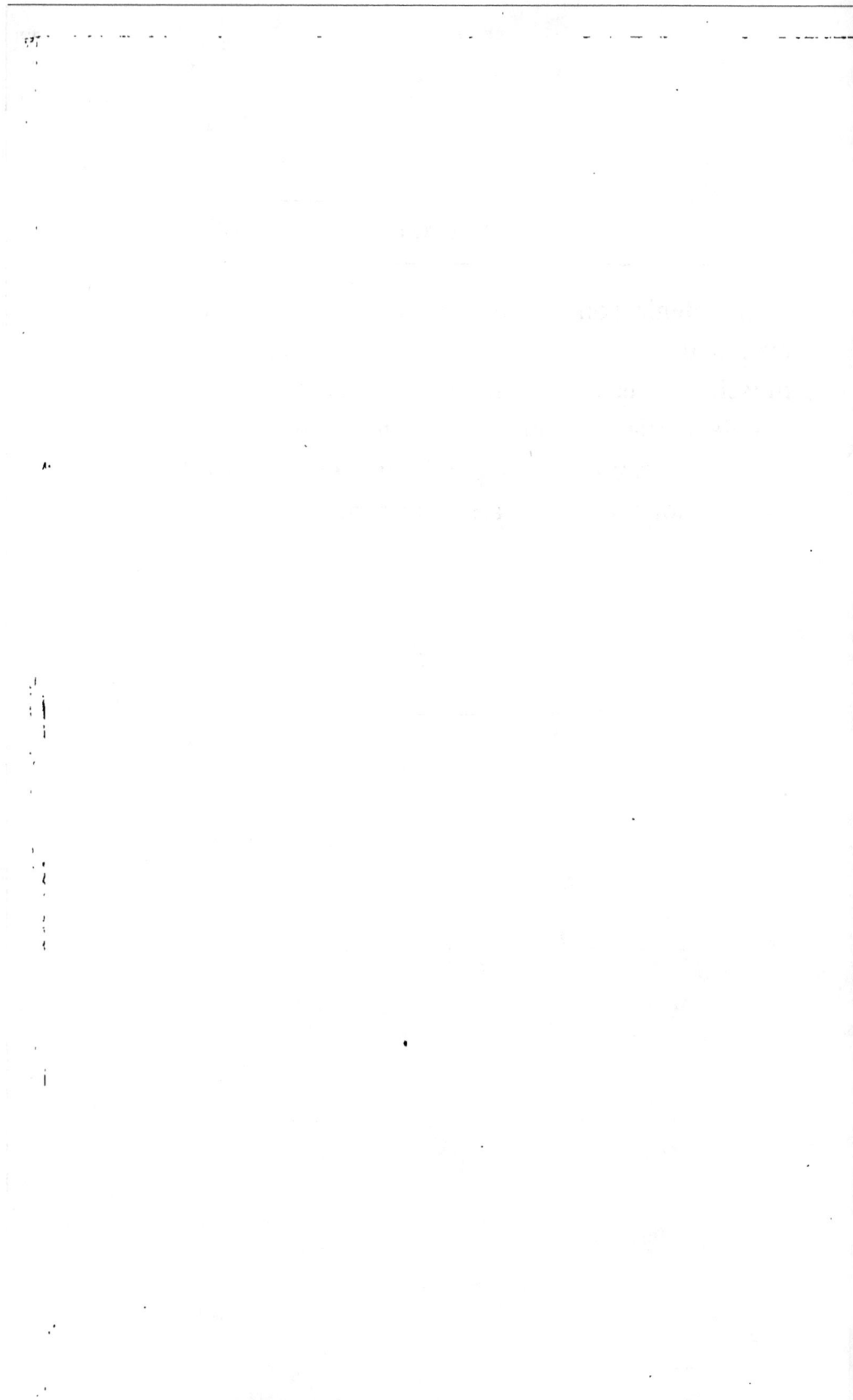

CHAPITRE IX

RESPIRATION COSTALE (*Suite*)

Mouvements des côtes dans la respiration costale. — Rôle du dia-phragme. Doctrine de Magendie, Duchenne, Paul Bert. — Le retrait de la paroi abdominale, limité à la partie inférieure, favo-rise l'élévation des côtes par le diaphragme. — Les vieux maî-tres italiens conseillaient le type costal. — Professeurs, méde-cins qui recommandent ce procédé respiratoire, artistes qui le mettent en pratique.

Le chanteur a donc le plus grand avantage à employer la respiration costale, en la pratiquant toutefois d'après les règles suivantes :

Pendant l'inspiration :

La clavicule et la première côte devront rester immobiles.

La cage thoracique s'élargira, surtout à sa partie moyenne et à sa base, la pointe du ster-num étant portée en haut et en avant.

Le creux de l'estomac suivra le mouvement d'ampliation des côtes inférieures.

La paroi abdominale sera légèrement dépri-

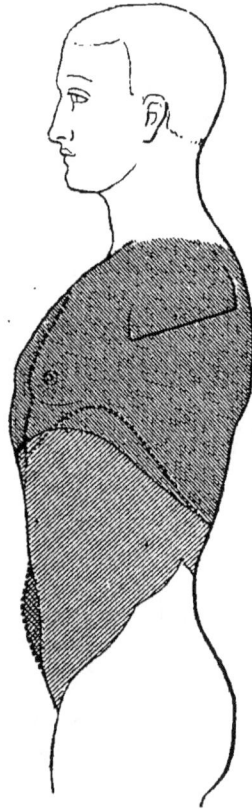

Fig. 6. — Type costal.
Le pointillé représente le profil avant l'inspiration.

mée à sa partie inférieure dans les régions ombilicale et hypogastrique.

Dès le début de l'inspiration, les muscles scalènes se contractent faiblement et fixent ainsi la première côte, qui offre aux intercostaux externes le point d'appui nécessaire pour que chacun de ces muscles puisse soulever la côte située au-dessous. Le thorax est en même temps élevé par les autres agents inspirateurs qui s'insèrent sur la colonne vertébrale, c'est-à-dire par les surcostaux, par le petit dentelé postérieur et supérieur, par le cervical descendant. A l'action de ces muscles s'ajoute, dans les respirations les plus amples, celle du grand dentelé, du grand pectoral, du petit pectoral et du grand dorsal.

En outre, la partie inférieure de la poitrine est également agrandie par le diaphragme, qui, en se contractant, repousse les côtes inférieures en haut et en dehors. Le mouvement de descente de ce muscle est peu prononcé, car le centre phrénique vient rencontrer les viscères abdominaux refoulés en haut par la contraction des muscles des parois de l'abdomen dans leurs deux tiers inférieurs. Ces viscères offrent un point d'appui au diaphragme ; sa portion aponévrotique devient fixe, tandis que sa périphérie, dont les insertions costales sont mobiles, est portée en haut, ce qui entraîne l'élévation des côtes et l'accroissement des diamètres antéro-postérieur et transverse du thorax.

Certains auteurs, Béclard entre autres, n'admettent pas cette manière de voir ; ils n'accordent au diaphragme que le pouvoir d'allonger le diamètre vertical ; mais nous n'hésitons pas à nous ranger à l'opinion de Beau et Maissiat, Duchenne de Boulogne, Longet, Paul Bert, qui par leurs belles recherches expérimentales, ont pu fournir une base solide à la doctrine de Galien et de Magendie.

Ce dernier écrivait, dans son *Précis de Physiologie* (1): « Quand le diaphragme se contracte, il refoule en bas les viscères, mais pour cela le sternum et les côtes doivent présenter une résistance suffisante à l'effort qu'il fait pour les tirer en haut. Or, la résistance ne peut être qu'impar-

(1) Duchenne de Boulogne, *Physiologie du Mouvement*; Paris, 1857.

faite, puisque toutes ces parties sont mobiles.
C'est pourquoi chaque fois que le diaphragme se
contracte, il doit toujours élever plus ou moins
le thorax. »

Il est, en outre, démontré que le mouvement
des côtes est plus marqué lorsque les viscères
opposent une certaine résistance à la descente
du diaphragme. Pour s'en convaincre, il suffit
de parcourir les superbes pages de Duchenne
de Boulogne dans sa *Physiologie du mouvement*.

Des nombreuses expériences répétées par ce
savant il résulte que : lorsque le diaphragme
n'est plus en rapport de contiguïté avec les viscères abdominaux, à l'instant où il se contracte,
les côtes auxquelles il s'insère sont attirées en
dedans, au lieu de se porter en dehors, et qu'en
outre plus le diaphragme est maintenu dans
l'élévation pendant sa contraction, plus il a de
tendance à élever les côtes.

Duchenne, en excitant le nerf phrénique, a
aussi observé que, les parois abdominales offrant
plus de résistance pendant la vie qu'après la

mort, l'expansion de la base du thorax est plus grande chez l'animal vivant.

Et il ajoute : « L'écartement des côtes inférieures par la contraction du diaphragme augmente en raison directe de la résistance des viscères ou des parois abdominales. Cette résistance, en s'opposant à l'abaissement du diaphragme, empêche ou entrave l'agrandissement du diamètre vertical de la poitrine ; mais l'expansion transversale que la poitrine y gagne alors est une sorte de compensation. »

Paul Bert (1), qui a pratiqué également de nombreuses vivisections pour élucider la question, conclut dans le même sens : « Comment se fait-il que les fibres du diaphragme, en diminuant leur convexité, peuvent élever les côtes inférieures ? Nous répondrons, avec Magendie et Duchenne, qu'elles prennent un point d'appui supérieur sur les viscères dont les parois abdominales empêchent la projection en avant. Si sur notre animal en expérience nous ouvrons l'ab-

(1) *Leçons sur la respiration.*

domen, la contraction du diaphragme ne soulève plus les côtes. »

Nous sommes donc d'accord avec les représen-
tants les plus autorisés de la physiologie expérimentale, en recommandant aux chanteurs, dans
l'inspiration, le retrait du ventre qui a pour
effet de maintenir les viscères et, en fournissant
ainsi un point d'appui au diaphragme, de favo-
riser la dilatation transversale du thorax.

Mais, dans le type respiratoire que nous pré-
conisons, l'aplatissement du ventre ne doit pas
être généralisé et aussi accentué que dans le
mode claviculaire. C'est là un point important
sur lequel insiste avec raison notre ami Jean de
Reszké, qui conseille de rentrer l'abdomen seulement dans sa partie inférieure jusqu'à la ceinture et de laisser le creux de l'estomac suivre
le mouvement d'ampliation costale.

Divisons, avec les anatomistes, la paroi abdominale antérieure en trois régions : 1° l'une supérieure *épigastrique*, comprise entre la pointe du
sternum et une ligne horizontale reliant les

deux points les plus bas de la cage thoracique ;
2° l'autre moyenne, *ombilicale*, s'étendant entre
la ligne sous-costale et une ligne passant au-
dessus des os du bassin ; 3° la troisième, inférieure, hypogastrique, placée entre cette dernière
limite et le pubis. L'ombilic est à 4 centimètres
environ au-dessous de la ligne sous-costale.

Et disons que ce sont les portions hypogastrique et ombilicale de la paroi abdominale qui
doivent être remontées et aplaties légèrement, et
qu'au contraire la région épigastrique doit suivre
le mouvement en dehors du sternum et des car-
tilages costaux. La compressibilité des gaz intestinaux intervenant, la diminution de volume
des parties inférieures de l'abdomen sera aisément compensée par l'agrandissement de l'épi-
gastre et des hypochondres.

Dans le type claviculaire, le mouvement ascensionnel des côtes est plus prononcé, le niveau de la cloison diaphragmatique est élevé ; les
organes placés au-dessous de ce muscle, et surtout l'estomac, sont entraînés en haut, sont en
quelque sorte aspirés, d'où une dépression accu-

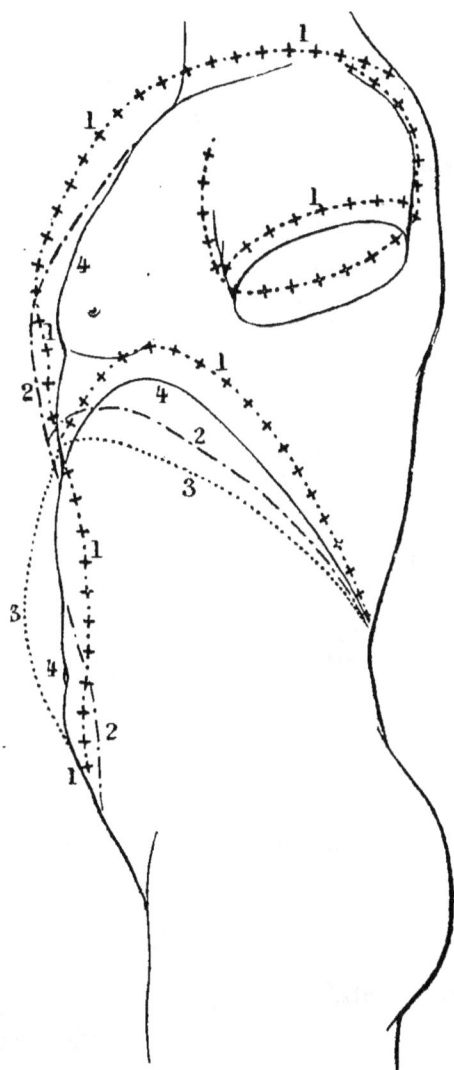

1 *Inspiration claviculaire* + · + · + · +
2   „   *costale*   — · — · —
3   „   *abdominale*............
4 *Profil du thorax et de l'Abdomen*
     avant l'inspiration _____

Fig. 7. — Schéma des trois types respiratoires.

sée du creux épigastrique, qui ne s'observe pas dans le type costal, où le retrait est surtout sous-ombilical et résulte de la contraction des muscles abdominaux, limitée à leurs faisceaux inférieurs.

Pour nous résumer, en ce qui concerne les modifications de la paroi abdominale suivant les types respiratoires, notons que :

1° Le mode claviculaire est caractérisé par une dépression au creux de l'estomac ;

2° Le mode abdominal, par le gonflement du ventre ;

3° Le mode costal, par un léger aplatissement de toute la région abdominale antérieure située au-dessous de la ligne sous-costale.

C'est maintenant le moment de faire remarquer que respiration abdominale n'est pas synonyme de respiration diaphragmatique, puisque, dans le type costal, le diaphragme prend aussi une part importante à l'augmentation de volume de la poitrine. De même, déprimer la paroi abdominale en inspirant n'implique pas le soulèvement des premières côtes, et nous protestons

énergiquement contre la tendance qu'ont certains auteurs à ranger parmi les partisans du
type claviculaire les maîtres qui se contentent
de conseiller le retrait du ventre.

Aussi, jusqu'à preuve du contraire, nous
croyons-nous autorisé à soutenir que le fameux
Bernacchi (de Bologne), dont Mannstein nous a
transmis les préceptes, que Mengozzi et les professeurs qui l'ont aidé à rédiger la vieille méthode du Conservatoire, employaient et recom-
mandaient la respiration costale.

En relisant les règles contenues dans ces deux
ouvrages (Voy. plus haut p. 44), on verra que
Bernacchi dit seulement : « à la respiration dans
le chant, le ventre doit être retiré » et que Mengozzi engage seulement « à aplatir le ventre et à
le faire remonter avec promptitude, en gonflant
et avançant la poitrine ». Ces formules sont parfaitement applicables au mode costal, d'autant
plus que ces illustres chanteurs ne parlent en
aucune façon du soulèvement des épaules.

De même, le célèbre Garcia nous semble con-
sidéré à tort comme un adepte de la respiration

claviculaire. M. Saint-Yves Bax, professeur au Conservatoire, excellent maître qui enseigne la respiration costale, nous a affirmé que le grand artiste dont il est l'élève était, au contraire, l'adversaire convaincu du mode costo-supérieur; les lignes suivantes, empruntées à l'un de ses traités (1), ne permettent aucun doute à cet égard, étant donné le rôle important que Garcia réserve au diaphragme :

« Pour que l'air puisse pénétrer dans les poumons, écrit-il, il faut que les côtes s'écartent et que le diaphragme s'abaisse. Si, dans cet état de choses, on laisse retomber les côtes et se soulever le diaphragme, les poumons, pressés de tous côtés comme une éponge sous la main, abandonnent à l'instant l'air qu'ils avaient inspiré. Il faut donc ne laisser retomber les côtes et ne relâcher le diaphragme qu'autant qu'il est nécessaire pour alimenter les sons. »

Notre regretté maître et ami, le docteur Morell Mackenzie, si versé dans toutes les questions

(1) *Méthode de chant*; Paris, 1840.

vocales, condamne le type claviculaire, « qui
est rarement employé, sauf dans certaines conditions morbides et durant les exercices violents », ce qui n'empêche le savant spécialiste
de se prononcer nettement contre le mode abdominal.

« Les vieux maîtres italiens, dit-il, déclaraient
que, dans l'inspiration, la paroi abdominale doit
être légèrement déprimée. Il y a plus de cent
cinquante ans que cette méthode était mise en
pratique, lorsque Mandl la combattit, en se fon-
dant sur des données anatomiques. Une étude
approfondie du sujet m'a convaincu que les
vieux maîtres italiens avaient raison.

« Il y a, en effet, bien assez d'espace dans
l'intérieur de la cavité abdominale pour que
le diaphragme puisse descendre sans que la
paroi antérieure du ventre soit repoussée en
avant.

« Par cette méthode, on peut régler dès le
début l'acte de l'expiration et éviter toute fatigue
de la poitrine lorsque l'air s'échappe. En d'autres
termes, on obtient par ce système de plus

grands effets avec une moindre déperdition de force. »

Le mode respiratoire préconisé par Morell Mackenzie est donc le mode costal, et, dans la dernière édition de son livre (1), une note relative au mécanisme de ce type respiratoire a été ajoutée. L'auteur de cet intéressant document, le docteur Mayo Collier, soutient que, pendant l'inspiration, l'abdomen doit prendre la forme concave. Nous estimons cependant que notre distingué confrère va trop loin en avançant que les parois abdominales repoussent en haut le diaphragme ; d'après nous, les viscères servent seulement de point d'appui au muscle diaphragmatique.

Plus récemment, le docteur Norris Wolfenden (2) s'est déclaré un adepte de la méthode costale, qu'il a exposée et défendue avec beaucoup de talent.

Enfin, nous sommes heureux de constater que nous sommes actuellement en parfaite

(1) *Hygiene of the vocal organs;* 1890, Seventh, éditeur.
(2) *Journal of Laryngology*, juin 1892.

communauté d'idées avec le docteur Lennox Browne. L'éminent président de la Société britannique de Laryngologie veut bien nous faire savoir que, dans la traduction française de son ouvrage (1) il formulera son opinion sur la matière de la façon suivante : « On reconnaît que l'inspiration est correcte à l'augmentation de volume de la partie inférieure de la poitrine et de la partie supérieure de l'abdomen. Le gonflement de l'abdomen doit être limité à la région épigastrique, il ne doit pas s'étendre à l'hypogastre. »

Depuis 1885, nous avons pu étudier, en dehors du théâtre, la respiration de quatre-vingt-cinq personnes se livrant assidûment à l'exercice du chant, dont soixante-deux hommes et vingt trois du sexe féminin.

Parmi ces dernières, citons : Mmes Albani, d'Adler, Rose Caron, Dereims, Fidès-Devriès, Dufrane, Figuet, Fursch-Madi, Leslino, Rebel,

_____

(1) *Voix, Chant et langage* ; Paris ; Labonne, éditeur, (sous presse).

Joséphine de Reszké, Richard ; et, parmi les hommes : MM. d'Andrade, Frédéric Boyer, Capoul, Dereims, Dubulle, Fournets, Gayarré, Gailhard, Ibos, Lassalle, Lauwers, Marris, Melchissédec, Merrit, Portejoie, Renaldi, Renaud, Jean de Reszké, Édouard de Reszké, Saléza, Sellier, Stéphanne, Talazac, Tournié, Villaret. Les autres sujets étaient des artistes moins connus, ou des amateurs très distingués, tous chanteurs connaissant bien le métier.

Des 23 femmes ⎰ 9 employaient le type claviculaire ;
⎱ 14   —   le type costal.

Des 62 hommes ⎰ 11 employaient le type claviculaire ;
⎨ 19   —   le type abdominal ;
⎩ 32   --   le type costal.

Bien entendu, aucune idée préconçue ne nous a guidé dans le choix de ces sujets, avec qui les hasards seuls de la clientèle et de la vie nous ont mis en relations.

Il est intéressant à noter que nous n'avons pas rencontré une seule chanteuse respirant du ventre, et cependant, parmi les vingt-trois personnes de notre statistique, se trouve une canta-

trice illustre qui, d'après un biographe du Dictionnaire de Grove, aurait écrit une lettre à son
maître Lamperti pour féliciter ce dernier des
heureux résultats fournis par la méthode abdominale. Or, nous nous sommes assuré que cette
grande artiste pratiquait le mode costal dans
toute sa pureté.

Du côté des hommes, le type que nous conseillons est encore le plus fréquent : il s'est
présenté à notre observation dans trente-deux
cas sur soixante-deux.

Nous avons dit, au début de ce travail, que
M. Jean de Reszké était un partisan résolu de la
respiration costale. Cet illustre artiste, qui est
aussi savant théoricien que praticien habile, a
expérimenté sur lui-même les différents procédés respiratoires, et il est arrivé à cette ferme
conviction que la méthode costale, avec dépression légère de l'abdomen à l'inspiration, avec
immobilité entière de la clavicule, est supérieure
aux autres. Le chanteur qui en fait usage dis-
pose d'un plus grand volume d'air ; il peut retenir plus longtemps son souffle, ou produire de

plus puissants effets vocaux ; enfin, il résiste beaucoup mieux à la fatigue.

M. Édouard de Reszké pourrait servir de modèle pour la description du genre. Jamais nous n'avons vu poitrine aussi superbe prendre un volume aussi considérable.

M. Lassalle aussi se déclare nettement en faveur de la respiration costale et partage entièrement les vues de son ami Jean de Reszké.

Une de nos illustrations de l'école française, M. Villaret, dont la longue carrière a brillé d'un si vif éclat, a toujours respiré en remontant la cage thoracique, en rentrant l'abdomen et sans le moindre mouvement claviculaire. Il ne doute pas que cette manière de respirer « *en appuyant sur la partie inférieure de la poitrine* » aide au développement et à la conservation des moyens vocaux.

MM. Dereims et Ibos, de l'Opéra, se rangent à cet avis ; il en est de même de M. Talazac, le digne successeur de Roger à l'Opéra-Comique.

Gayarré se prononçait énergiquement contre

« le boursouflement du ventre et le haussement des épaules ».

M. Saléza nous a autorisé à dire qu'au début de ses études vocales il employait le type abdominal, mais que l'expérience lui avait vite révélé les grands avantages du type costal, qui avait augmenté la puissance et la solidité de sa voix.

Notre excellent ami, le ténor Coppel, que nous avons si souvent applaudi à l'Opéra-Comique, et qui est devenu un de nos confrères les plus distingués, estime que, dans le chant, il faut respirer surtout par la partie inférieure du thorax. Inutile de faire ressortir toute l'importance de ce témoignage, à la fois artistique et médical.

M. Gravière, le sympathique directeur du théâtre de Bordeaux, qui a toujours vécu au milieu des artistes, et qui a lui-même chanté les ténors, est persuadé que la grande majorité des chanteurs, souvent d'une façon inconsciente, se servent du mode costal, qui est le seul recommandable.

M. L..., un amateur très recherché dans les

salons, et doué d'une jolie voix de ténor qu'il manie très bien, défend les mêmes idées que nous. Chaque fois qu'il remplit un rôle important, celui de Vincent ou de José, par exemple, dans *Mireille* et *Carmen*, il a l'habitude de se serrer un peu l'abdomen avec une large ceinture ; il se fatigue alors beaucoup moins.

Nous avons rencontré cinq autres artistes, qui, au théâtre, ont toujours le soin de s'enrouler autour du ventre une bande de flanelle légèrement compressive ; par ce moyen, leur voix est mieux soutenue et plus résistante.

Nous pouvons même parler de l'un d'eux, M. Renaldi, qui tient les emplois de ténor demi-caractère dans la carrière italienne. Cet artiste était, au Conservatoire, dans la classe d'un maître qui faisait respirer ventralement ses élèves. Cette méthode amena bientôt un épuisement général ; l'haleine était devenue courte, les sons d'une faiblesse extrême ; le sujet voulait renoncer au théâtre. Mais il modifia sa manière de respirer et se fit construire une ceinture mécanique qui l'obligeait à rentrer l'abdomen et à dilater la partie inférieure de la poitrine. M. Renaldi nous a affirmé que les forces lui étaient revenues assez rapidement, que sa circonférence thoracique s'était considérablement développée et qu'il était parvenu à tenir une note pendant quarante-cinq secondes.

Morell Mackenzie a également constaté les bons effets d'une ceinture serrée modérément. « La phrase bien connue, dit-il, de l'Écriture : « Ceignez vos reins », est peut-être une expression figurée qui fait allusion à ce procédé instinctif, ou à l'usage fréquent en Orient de porter une ceinture. Cette partie du vêtement augmente l'aplatissement du ventre et nous aide à diriger la sortie de l'air du poumon. »

Tout le monde sait, du reste, que les ceintures sont utiles aux coureurs et aux personnes qui font de grands efforts. Chez les Grecs, les lutteurs en firent usage jusqu'à la trente-quatrième olympiade.

Chez les chanteurs, il est facile de comprendre qu'une ceinture entourant la partie inférieure de l'abdomen et ne gênant pas l'expansion costale

10

pourra porter remède à la faiblesse de la paroi
abdominale et aider cette dernière à supporter
le poids des viscères. De plus, en présentant un
point d'appui plus résistant à ces mêmes viscères,
en limitant leur descente, elle diminuera le travail des muscles de la paroi et favorisera
l'élévation des côtes inférieures par le diaphragme, en facilitant ainsi l'accomplissement de
l'acte respiratoire suivant la méthode costale.

Nous en avons fini avec cette étude des différents modes de respiration employés dans le
chant, et nous arrivons à cette conclusion que
les artistes devront pratiquer de préférence la
respiration costale avec dépression légère de la
partie inférieure de l'abdomen, à l'inspiration :

1° Parce qu'elle dilate la poitrine suivant ses
trois diamètres, transverse, vertical, antéro-
postérieur, et permet d'emmagasiner un plus
grand volume d'air que les types claviculaire et
abdominal ;

2° Parce qu'elle favorise la production des
vibrations thoraciques et augmente la puissance
de la table d'harmonie pectorale ;

3° Parce qu'elle porte sur l'ensemble de la cavité thoracique, utilise les différentes forces musculaires de la respiration et répartit le travail total sur un plus grand nombre d'agents, d'où résistance plus grande à la fatigue ;

4° Parce que, grâce à l'antagonisme des muscles inspirateurs et expirateurs externes, elle permet de graduer le débit de l'air et d'économiser le souffle ;

5° Parce qu'elle a pour base les lois physiologiques suivant lesquelles se produit l'effort thoracique ;

6° Parce qu'elle est employée par la majorité des chanteurs, conseillée par les artistes les plus renommés et recommandée par les vieux maîtres italiens, qui ont porté à un si haut degré de perfection l'art du chant.

CHAPITRE X

ÉDUCATION DE LA RESPIRATION

Importance d'une bonne respiration dans le chant. — Caractères de l'inspiration et de l'expiration chez un artiste expérimenté. — Il faut commencer de bonne heure les études respiratoires. — Exercices méthodiques s'appliquant à la respiration costale. — Durée des exercices ; éviter la fatigue. — La gymnastique ordinaire augmente la puissance respiratoire.

La respiration artistique est au chant ce que la respiration ordinaire est à la vie : l'une et l'autre président au jeu régulier des fonctions vitales et vocales. L'homme ne jouira d'une bonne santé qu'autant que l'acte respiratoire s'accomplira dans les conditions les meilleures ; de même, l'artiste, pour devenir un excellent chanteur, devra être en possession d'une soufflerie puissante, d'un élément moteur qu'il saura parfaitement régler.

« Il est indispensable, dit Morell Mackenzie(1),

(1) *Loc. cit.*

pour bien chanter, d'être entièrement maître de sa respiration; si belle que soit la voix, on n'aura jamais des effets artistiques quand la respiration sera défectueuse. »

Aussi est-il nécessaire, par une éducation méthodique, commencée de bonne heure, longtemps continuée par des exercices bien choisis et souvent répétés, de corriger les pratiques respiratoires vicieuses, de développer les dons naturels de l'artiste et de le faire arriver à ce degré de perfection avec lequel les grands chanteurs savent utiliser leur respiration.

« Malheureusement, écrit Crivelli (1), cette branche si importante de l'art du chant est presque généralement négligée, soit par suite de l'inexpérience des maîtres, soit à cause de la négligence des chanteurs. Très peu de chanteurs font un bon usage de la respiration, et souvent, en cherchant à chanter avec expression, ils ne parviennent à faire entendre que des sons désagréables à l'oreille et à se rendre ridicules par leurs contorsions.

(1) *Arte del canto;* Londres, s. d.

Nous n'allons pas jusqu'à dire, avec certains auteurs, que cette insuffisance des études, en ce qui concerne la respiration, est la principale cause de la décadence actuelle de l'art vocal, mais nous reconnaissons que bien des professeurs sont nuisibles à leurs élèves, soit en leur inculquant de fausses doctrines, soit en faisant montre d'un désintéressement complet à l'endroit des différentes méthodes respiratoires. Ces derniers, plus nombreux qu'on ne serait tenté de le croire, par scepticisme ou par ignorance, affectent de soutenir qu'il est indifférent pour le chant d'inspirer et d'expirer suivant tel ou tel procédé.

C'est ainsi que Ponchard père écrit (1) : « Nul n'a chanté plus que moi. Il est vrai que, de mon temps, on ne faisait pas de la musique aussi savante qu'aujourd'hui. Nous chantions avec les moyens que la nature nous avait donnés, sans nous inquiéter si nous respirions des côtes ou du diaphragme. Et, chose singulière, malgré notre ignorance profonde de l'art de respirer et

---

(1) Burq, *De la gymnastique pulmonaire* ; Paris, 1875.

de beaucoup d'autres choses, nous chantions bien et longtemps avec nos pauvres voix naturelles, tandis que, depuis que des savants se sont mis à fatiguer les voix, on n'entend plus parler que de chanteurs épuisés et de voix perdues. »

Nous protestons énergiquement contre de semblables prétentions, qui conduisent à la négation de tout système d'éducation.

A de rares exceptions près, il est aisé de reconnaître un sujet qui a soumis les agents musculaires de la respiration à des exercices et à un entraînement méthodiques. Observez un élève au début de ses études, et vous constaterez avec quelle maladresse il met sa soufflerie en action. Après avoir fait une inspiration précipitée, bruyante, incomplète, il laisse échapper l'air et le gaspille en pure perte avant d'avoir commencé à chanter. Les sons ne sont pas tenus au delà de quelques secondes, l'expiration est soudaine, irrégulière, les mouvements respiratoires sont fréquents, d'où une fatigue et un épuisement rapides.

Au contraire, chez un chanteur accompli, l'inspiration doit être :

1° *Calme*. — L'introduction de l'air se fait sans violence, sans brusquerie, la poitrine se dilate d'une façon régulière, sans secousses, sans saccades, sous peine d'augmenter la dépense musculaire et de provoquer l'essoufflement ;

2° *Ample*. — La cage thoracique prend ses plus grandes dimensions, afin d'emmagasiner le plus de souffle possible ;

3° *Générale*. — L'ampliation de la poitrine n'est pas limitée à une seule région ; toutes les forces musculaires sont utilisées, d'où répartition du travail et diminution de la fatigue ;

4° *Silencieuse*. — La colonne d'air passe librement à travers le larynx largement ouvert, les cordes vocales ne sont pas mises en vibration; la voix inspiratoire dite *hoquet dramatique* ne se produit pas ; ses fâcheuses conséquences, le chevrotement, le catarrhe laryngé, ne sont plus à redouter.

Après avoir inspiré, le chanteur habile maintient l'air derrière la glotte, qui se ferme pour un instant, afin d'éviter la perte d'une partie du souffle avant que les cordes vocales entrent en vibration. Suivant les cas, suivant l'effet à produire, le son est attaqué sans brusquerie par un léger mouvement des rebords de la glotte, qui s'ouvre subitement sans secousse et sans contraction; ou bien la note est émise par un coup sec, vigoureux, semblable à l'action des lèvres prononçant énergiquement la lettre *p*. C'est le fameux *coup de glotte* de Garcia, qu'il faut employer avec modération, car il exige un surcroît de travail dans l'organe laryngé; il a cependant l'avantage de rendre plus expressifs, plus vigoureux, plus énergiques certains passages musicaux.

Enfin, l'artiste expérimenté règle le débit de l'air à son gré avec une précision parfaite; chez lui, l'expiration est, à sa volonté:

1° *Puissante* dans les grands éclats de voix;

2° *Faible* quand il chante *piano, pianissimo;*

3° *Prolongée* dans les phrases musicales de longue durée;

4° *Égale*, régulière, pour tenir une note.

« La voix humaine, disent MM. Lemaire et Lavoix (1), doit se plier à toutes les exigences du drame musical, à toutes les lois de la déclamation, même lorsque ces lois ne sont pas toujours celles du style vocal le plus pur. Mais comment pourra-t-elle être l'humble esclave de celui qui la dirige, comment pourra-t-elle en même temps, légère et puissante, voler sur les ailes d'un *allegro* passionné, suivre les méandres d'un récitatif aux accents variés ou d'un *largo* expressif, si le chanteur ne s'est pas exercé de bonne heure à toutes les difficultés du chant, s'il n'a pas appris, dès le commencement de ses études, à bien ménager la respiration, qu'on pourrait presque appeler la force motrice de la voix humaine. »

Il est essentiel que l'élève apprenne à respirer dès les premières leçons, que l'éducation des muscles de la respiration se fasse en même temps que celle des muscles du larynx, car ces deux groupes musculaires sont loin d'être

(1) *Loc. cit.*

indépendants l'un de l'autre dans leurs fonctions phonatoires ; nous verrons même, en étudiant *la compensation vocale,* que la hauteur du son est due à la tension des cordes et à la pression de l'air expiré, et qu'il s'établit une véritable suppléance entre les forces laryngées et thoraciques.

Faut-il attendre le développement complet de la cage thoracique, comme le soutiennent quelques auteurs, pour commencer les études de gymnastique pulmonaire, dans la crainte de déterminer l'épuisement prématuré des jeunes poitrines? Nous croyons, avec le plus grand nombre des professeurs, qu'il faut s'occuper de la respiration dès l'enfance, avec les ménagements, bien entendu, nécessaires à cet âge.

D'après Morell Mackenzie (1), « le premier point de tout système d'instruction consiste à enseigner à l'élève quand et comment il doit prendre de l'air, comment il doit diriger et régler

(1) *Loc. cit.*

le courant d'air lorsqu'il vide ses poumons. C'est une des choses les plus difficiles de l'art du chant; il faut s'en rendre maître à n'importe quel prix : c'est une condition vitale.

« Loin de nuire à la santé générale, l'enseignement du chant dans la première jeunesse est, au contraire, avantageuse surtout dans le cas de délicatesse particulière des poumons. Un exercice bien compris de ces organes produit la dilatation du thorax, fortifie les muscles de la respiration, rend les poumons plus solides et plus élastiques. Naturellement, les exercices vocaux seront strictement modérés en quantité et en qualité, les leçons seront courtes et on évitera avec grand soin l'effort et la fatigue. »

Tout travail du larynx devant être suspendu ou réduit pendant la *mue*, cette époque de la vie peut être consacrée à l'éducation de la respiration.

« Pendant la mue, dit Mandl (1), la voix rauque et criarde s'oppose à tout exercice sérieux lequel, au surplus, serait dangereux, car il entraverait

(1) *Hygiène de la voix.*

le développement normal du larynx et pourrait entraîner une altération profonde ou la perte totale de la voix. Aussi les professeurs de chant se bornent-ils à corriger les défauts grossiers de la prononciation ou de l'émission, à diriger l'articulation.

« Ce serait aussi, à notre avis, un moment favorable aux exercices concernant la respiration, et en général aux exercices de la gymnastique vocale. »

Ces exercices seront faits dans la station verticale; le décubitus dorsal a, en effet, l'inconvénient d'entraver les mouvements des côtes. L'élève prendra la position du soldat, le corps d'aplomb sur les hanches, les bras pendants, les talons joints.

« Posé d'aplomb, dit Manstein (1), le buste sera porté un peu plus haut que dans la position abandonnée, le corps se redressera naturellement, et cette attitude aura l'avantage de rendre plus libre et plus franc le jeu du diaphragme et de faciliter, par conséquent, la respiration. »

(1) *Loc. cit.*

Les épaules seront effacées, la poitrine sera avancée en élevant le sternum.

D'après Mandl (1), Monvoe (de Boston) fait étudier d'une façon spéciale ce déplacement du sternum ; indépendamment de l'inspiration et de l'expiration, cet exercice est répété trente à quarante fois de suite pendant trois ou quatre minutes et plusieurs fois par jour. Au bout de quelques semaines, on donne aisément par habitude au thorax la position exigée.

Il importe aussi de travailler de bonne heure à se rendre maître des mouvements des muscles abdominaux. A cet effet, M. Jean de Reszké recommande la contraction et le relâchement rapides de ces muscles dans leur tiers inférieur, en les pratiquant aussi un certain nombre de fois de suite et cela plusieurs fois dans la journée.

Ces exercices préliminaires étant bien exécutés, l'élève passera aux suivants.

Il inspire lentement, profondément, régulièrement, avec une immobilité absolue de la première côte et de la clavicule, en élevant et en portant en

(1) *Hygiène de la voix.*

dehors les parties moyennes et inférieures du
sternum et de l'appareil costal, en laissant le
creux de l'estomac participer aux mouvements
d'élévation du sternum et d'ampliation des côtes,
en rentrant légèrement les parties ombilicale et
hypogastrique de l'abdomen. La respiration est
alors retenue, au moyen de la contraction des
muscles inspirateurs, d'abord trois ou quatre
secondes, puis progressivement, après quelques
semaines jusqu'à douze et treize secondes.
L'expiration est subite et rapide.

L'exercice expiratoire qui complète le précédent consiste, au contraire, à inspirer rapidement
d'après la même méthode et à faire des expirations lentes, douces et régulières, d'une durée
d'abord de quelques secondes, pour être, à la
fin, prolongées aussi longtemps que possible.
Bien entendu, le débit du souffle doit être
réglé par les seuls muscles de la respiration,
sans aucune intervention des muscles laryngés,
et, d'après Garcia il faut parvenir à mesurer
l'écoulement de l'air avec tant de parcimonie
que l'on ne doit pas faire vaciller la flamme

d'une bougie allumée qui est placée devant la bouche.

Enfin, les exercices inspiratoires et expiratoires sont combinés, et l'élève n'éprouvera aucune difficulté à les fusionner lorsqu'il les aura bien exécutés séparément.

Il est essentiel de corriger tout d'abord les mauvaises habitudes de respirer.

Aux personnes qui soulèvent les épaules en inspirant, Mandl conseille « de croiser, dans une position assise, sur le dos de la chaise, les bras aussi haut que possible. On rend ainsi immobiles les épaules et impossible la respiration claviculaire; on arrive au même résultat en serrant les coudes entre les bras d'un fauteuil ou dans le coin d'un canapé, ou par tout autre moyen analogue ».

Aux élèves qui, dans l'inspiration, gonflent la partie inférieure du ventre, il faudra recommander l'usage d'une large ceinture serrant modérément l'abdomen dans sa portion sous-ombilicale.

Est-il besoin de dire que la dilatation thoracique ne devra être gênée par aucun vêtement constrictif et que les femmes, pour bien pratiquer le type costal, seront obligées de renoncer aux corsets étroits, qui empêchent le jeu du diaphragme et l'ampliation des dernières côtes.

Lablache (1) et Manuel Garcia (2) estiment que les exercices respiratoires doivent être faits *à la muette;* au contraire, Panofka (3), Lemaire et Lavoix pensent que cette méthode ne sert qu'à fatiguer les poumons, sans aucun profit pour le chanteur. Nous ne pouvons nous ranger à cette dernière opinion ; nous croyons que tout travail ayant pour but le développement et l'entraînement des muscles de la respiration aura la même utilité s'il est fait en dehors de toute émission vocale. De plus, l'élève qui ne chante pas est obligé de laisser sa glotte ouverte et la contraction des muscles laryngés ne peut contribuer à retarder la sortie de l'air ; le mouvement expiratoire est sous la dépendance unique

(1) *Méthode complète de chant;* Paris, s. d.
(2) *Traité complet de l'art du chant;* Paris, 1840, Heugel, éditeur.
(3) *L'Art de chanter;* Paris, Brandus, s. d.

des puissances musculaires de la respiration.

Les études respiratoires seront faites à toute heure de la journée, mais de préférence le matin à jeun ou avant les repas, alors que l'estomac ne contient pas d'aliments et que la digestion n'est pas en train de s'accomplir.

Pour tirer un bon parti de ces exercices respiratoires, il est indispensable de ne pas les répéter et de ne pas les prolonger jusqu'à la fatigue. Exagérer le travail, lui faire dépasser certaines limites, amènerait rapidement l'épuisement des agents respirateurs, porterait atteinte à l'élasticité du tissu pulmonaire et occasionnerait du côté du larynx des troubles dans la vascularisation de la muqueuse et dans la mobilité des muscles. Cet état pathologique aurait la fâcheuse conséquence de nécessiter un repos de longue durée, de réclamer des soins assidus ; la perte définitive de la voix peut même en résulter.

Les jeunes gens seront particulièrement mis en garde contre les dangers qu'ils courent lorsqu'en chantant ils abusent de la force motrice,

donnent trop d'intensité aux sons, les tiennent
trop longtemps et forcent ainsi leur respiration.
Boisquel (1) s'exprime ainsi sur ce point :

« L'air dilate les fibres nombreuses des poumons, qui étaient trop jeunes et trop faibles pour
supporter cette fatigue. A vingt ans, la respiration se fait avec bruit, et à vingt-cinq il y a un
dépérissement marqué dans la voix. Les jeunes
poitrines demandent le plus grand ménagement ;
et, pour peu que le souffle soit passable, il ne
faut pas chercher à filer des sons et à les
étendre.

« On le fera quand l'âge nubile aura donné aux
poumons la solidité nécessaire. La voix en
acquerra plus de force et plus d'énergie, et sera
plus pure et plus harmonieuse. »

De même, tout excès pouvant produire de la
fatigue devra être évité dans les exercices physiques dont nous allons parler et qui sont
recommandés par tous les auteurs pour fortifier
les muscles de la respiration.

(1) *Essai sur l'art du comédien chanteur ;* Paris 1812.

Toutes les pratiques élémentaires de la gymnastique ordinaire (mouvements des bras en avant
et en arrière, haltères, courroies élastiques,
barres parallèles, etc.) sont utiles au chanteur, en faisant fonctionner les muscles qui s'insèrent au tronc et au membre supérieur.

« La *marche* ou la *promenade à pied*, dit Mandl,
est l'exercice le plus avantageux aux organes de
la respiration, surtout la marche en plaine, bien
plus que le saut, la course, la chasse, la
danse, etc. L'*escrime* surtout, en exerçant alternativement les deux côtés, est très utile au développement des muscles du thorax, sans parler
des autres avantages qu'elle donne, tels que la souplesse, la grâce, etc. La *natation* est également
un exercice très favorable au développement et
à l'ampliation de la cavité thoracique ; elle donne
du ton et de l'énergie aux muscles intéressés.
L'action de *ramer* développe d'une manière très
avantageuse l'ampleur de la poitrine et la force
musculaire des bras. »

Nous avons déjà dit que Chassagne et Dally
avaient entrepris des recherches sur les gym-

nastes de l'école de Joinville et avaient constaté, après cinq mois d'entraînement, une augmentation sensible de la circonférence thoracique bimammaire.

De tous ces faits, il est rationnel de conclure qu'il est indispensable pour le chanteur de soumettre les muscles de la respiration à des exercices méthodiques, afin d'accroître sa capacité thoracique, de prolonger la durée du mouvement expiratoire et de régler à sa volonté la sortie de l'air.

CHAPITRE XI

HYGIÈNE DE LA RESPIRATION

Nécessité d'une bonne hygiène. — Influence d'un air vicié, humide,
sec. — Action des poussières ; de l'inspiration nasale. — Habitations. Exposition des appartements, chauffage, éclairage. —
Vêtements. Flanelle, foulard. Corset. Bretelles, ceinture. — Aliments azotés, carbonés. Spiritueux, café. Heure des repas. —
Exercices musculaires.

Après avoir envisagé la respiration artistique
au point de vue de l'éducation, il convient de
rechercher dans quelles conditions est tenu de
se placer le chanteur pour conserver au moteur
de la machine vocale la puissance et la régularité
qu'il lui a fait acquérir.

« Prenez soin de vos poumons et la voix prendra soin d'elle-même », écrit, en paraphrasant un
vieux proverbe, Lennox Browne (1), à qui une
longue expérience a permis de constater que,
dans bien des cas, les troubles de la voix étaient

(1) *Loc. cit.*

dus à une respiration défectueuse. C'est dire qu'il est de première nécessité pour le chanteur de se soustraire aux influences nocives qui peuvent entraver le jeu régulier du soufflet pulmonaire, que ces influences viennent du monde extérieur ou de l'organisme lui-même.

Nous croyons donc utile de donner ici les notions d'hygiène qui ont plus particulièrement trait à la respiration et d'examiner les modifications que peuvent faire subir à cette fonction les milieux, les habitations, les vêtements, les aliments, etc.

Plusieurs questions intéressantes se rattachent à l'étude de la respiration dans ses rapports avec l'air atmosphérique. D'abord, l'air qu'absorbe le chanteur doit toujours être d'une grande pureté, c'est-à-dire contenir quatre parties d'azote, une partie d'oxygène, des traces d'acide carbonique et de vapeur d'eau. Dans des espaces confinés, dans des salles mal ventilées, trop chauffées et remplies de monde, la proportion d'oxygène diminue, tandis que celle d'acide carbonique augmente. Chacun connaît les malaises que l'on

éprouve en séjournant dans des milieux semblables : la face se congestionne, un mal de tête
apparaît. L'oxygène nécessaire à l'échange pulmonaire étant plus rare, les mouvements respiratoires deviennent plus fréquents, l'inspiration
est par suite moins ample et l'expiration plus
courte. Il faut donc conseiller aux artistes d'éviter
les salles de concert, les salons peu spacieux et
mal aérés, où ils sont exposés à perdre une
partie de leurs moyens vocaux.

Un air surchauffé est également préjudiciable
au chanteur.

« Quand on a trop chaud, dit Mandl (1), la
respiration se ralentit, on étouffe; la voix est
faible, traînante et manque de tout éclat. »

Mais le grand ennemi des bronches est l'air
froid et humide, qui exerce surtout ses fâcheux
effets sur les personnes qui ont l'habitude de
respirer par la bouche. La cavité buccale sert à
recevoir les aliments et à articuler les sons; le
passage naturel de l'air est à travers les fosses

(1) *Hygiène de la voix parlée et chantée.*

nasales, qui sont destinées à le chauffer et le
sécher avant qu'il pénètre dans les poumons.
De la paroi externe de chaque conduit nasal se
détachent trois petites feuilles osseuses, recour-
bées, qui, ainsi que la cloison, sont recouvertes
de tissu érectile, de telle sorte qu'une quantité
considérable de sang est renfermée dans un espace relativement limité. L'air, en circulant au
contact de ce tissu, lui emprunte de son calorique est à une température voisine de celle du
corps lorsqu'il traverse les tuyaux bronchiques.

« L'air, dit Morell Mackenzie (1), doit toujours
passer par son canal naturel, le nez ; on n'em-
ploiera la bouche comme conduit auxiliaire que
si la chose est absolument nécessaire », lorsque,
par exemple, les phrases musicales sont très
courtes et exigent des inspirations rapides.
L'action de l'air froid sur la muqueuse trachéo-
bronchique détermine des poussées congestives
et crée des états inflammatoires du côté de cette
membrane.

(1) *Loc. cit.*

L'inspiration nasale présente encore un autre avantage qui mérite d'être signalé : celui de débarrasser en partie l'air des poussières, des particules organiques et inorganiques qu'il contient. Après une nuit passée au bal, après certains voyages en chemin de fer, après quelques heures de promenade dans des villes manufacturières, il est arrivé à la pluplart de nous de rejeter des mucosités noirâtres, venant des fosses nasales ou du naso-pharynx : ce sont des poussières que la membrane pituitaire a arrêtées au passage et a empêchées de pénétrer dans les bronches, qui cependant ne sont qu'incomplètement protégées et qui finiront par être irritées si le chanteur s'expose fréquemment à l'influence de ces poussières.

Dans certains pays, en Angleterre surtout, pour parer aux inconvénients de l'air froid, humide et chargé de poussières, l'usage des *respirateurs* est assez répandu. Ce sont de petits appareils, souvent en feutre durci, qui, exposés à la chaleur, peuvent se mouler sur le visage. La partie centrale de leur charpente, correspondant aux ouvertures buccale et nasale, est faite d'une mince couche de coton qui agit à la manière d'un filtre pour les particules nuisibles, séchant ou chauffant en même temps l'air inspiré. Ces respirateurs sont également susceptibles d'opposer une barrière aux germes infectieux qui pénètrent dans l'économie par les voies aériennes.

C'est surtout un brusque changement dans la température du milieu ambiant qui est à redouter pour le chanteur ; aussi, par un froid rigoureux, ne doit-il passer qu'avec les plus grandes précautions de la rue dans un salon très chaud, et inversement, sous peine de contracter un refroidissement, une inflammation de la muqueuse bronchique.

Les jours où l'artiste aura à interpréter un rôle important, à produire une forte somme de travail vocal, il restera au logis et s'abstiendra de toute promenade, si l'atmosphère est chargée d'électricité, s'il souffle un vent chaud et sec, car ces conditions climatériques amènent, en général, une gêne dans la respiration, un état d'accablement qui fait perdre momentanément à la voix sa puissance et son éclat.

« Les substances volatiles, dit Mandl, n'agissent guère directement sur les organes de la voix, mais elles exercent parfois leur influence d'une manière indirecte en agissant sur le système nerveux. Des migraines, des nausées, des vertiges, des éblouissements ont été constatés chez les femmes nerveuses séjournant dans une chambre remplie de fleurs. »

Nous verrons, au contraire, par la suite que certains corps sous la forme pulvérulente, certaines odeurs peuvent impressionner la muqueuse pituitaire de sujets prédisposés, au point de provoquer l'érection des corps caverneux du nez, de déterminer un phénomène réflexe qui se traduit par une véritable crise dyspnéique ou bien par un léger abaissement des forces respiratoires. C'est là un danger qu'il est bon de signaler aux chanteurs arthritiques, irritables, et principalement à ceux qui sont issus de parents asthmatiques.

Dans le choix de *sa résidence*, de *son logement*, l'artiste aura aussi à tenir compte de quelques principes d'hygiène. Pendant la belle saison, si cela lui est possible, il habitera de préférence la campagne, dont l'air pur est très salutaire aux organes respiratoires ; le climat tonique et vivifiant des montagnes est particulièrement recommandable ; par contre, dans l'hiver, les rues des villes sont plus propres, moins humides et l'agglomération des maisons met plus à l'abri des intempéries de la mauvaise saison.

L'habitation ne sera pas nouvellement construite, elle s'élèvera dans un endroit sec, ensoleillé ; l'appartement aura une bonne exposition qui le protégera des vents froids ; il sera plutôt aux étages élevés ; les pièces seront spacieuses, avec des ouvertures suffisantes pour permettre une aération facile et rapide. Les chambres seront hautes de plafond, il importe que la respiration ne soit pas gênée par l'excès d'acide carbonique que l'on constate dans les pièces exiguës.

Les murs ne seront pas garnis de tentures et le plancher recouvert de tapis, car alors la voix perd de sa sonorité et le chanteur, pour remédier à ce défaut, pousse les sons, exagère la pression expiratoire et ne tarde pas à se fatiguer.

Pour chauffer les appartements, les poêles ont l'inconvénient de dégager des odeurs désagréables et de trop dessécher l'air, qui doit toujours contenir une certaine quantité de vapeur d'eau.

Les calorifères ordinaires développent une chaleur lourde, qui cause fréquemment des maux de tête.

Nous préférons l'usage des cheminées, malgré la perte de calorique qui en résulte ; le bois et le coke y sont brûlés plutôt que la houille, qu produit de la fumée et des gaz également nuisibles aux organes de la respiration.

Comme moyen d'éclairage, rien ne vaut la lampe électrique; les huiles épurées de colza ou de pétrole peuvent aussi être employées ; par contre, malgré ses grandes commodités, il faut se priver du gaz, qui transforme en acide carbonique une portion considérable de l'oxygène de l'air et élève beaucoup la température du milieu ambiant.

« Je ne connais rien, dit Mandl (1), de plus anti-hygiénique que les petites loges des artistes où ceux-ci sont forcés de s'habiller et de se grimer entre deux becs de gaz, source d'une chaleur étouffante et d'une atmosphère de moins en moins respirable. On ouvre alors les croisées, s'il y en a, pour donner de l'air et l'on s'expose à des courants d'air, ou bien l'on sort de cet étouffoir pour monter sur la scène, souvent glaciale, surtout en hiver. Quoi d'étonnant que ces conditions soient la cause fréquente d'affections inflammatoires des voies respiratoires ou du larynx ? »

Aujourd'hui, la plupart des théâtres sont éclairés à l'électricité; dans les petites villes seulement, on se sert du gaz et l'on rencontre des installations déplorables qu'il faut à tout prix faire disparaître.

(1) *Loc. cit.*

La question des *vêtements* est intéressante à étudier, si on l'envisage dans ses relations avec la respiration du chanteur.

Dans la vie ordinaire, l'artiste n'a pas de-règle spéciale à suivre, pourvu qu'il se préoccupe du temps et de la saison; pendant l'hiver, il est bon d'avoir des vêtements de laine, qui conservent mieux la chaleur du corps, et de porter sur la peau de la flanelle, qui favorise les fonctions cutanées, s'imbibe de la sueur et, en empêchant son évaporation rapide, permet d'éviter les refroidissements. Les jours de pluie, les pardessus en étoffes imperméables ne sont pas à dédaigner; il en est de même des chaussures en caoutchouc, qui protègent bien les pieds contre l'eau et le froid, si souvent causes de trachéo-bronchite, toutefois, l'emploi des tissus imperméables ne devra être que passager, car ils condensent à leur paroi interne la transpiration, et l'humidité qu'ils entretiennent autour de la peau rend cette dernière plus susceptible aux variations de température.

Les chanteurs sont obligés, au théâtre, de porter les costumes les plus variés; jamais ceux-ci ne seront lourds et ajustés au point de s'opposer aux mouvements de la cage thoracique; si, sur la scène, l'artiste est vêtu d'un costume trop chaud ou trop léger, il doit s'entourer de précautions particulières lorsqu'il rentre dans les coulisses ou dans sa loge.

Tous les auteurs qui se sont occupés d'hygiène vocale ont signalé l'insuffisance respiratoire occasionnée par le corset; les uns ont formellement proscrit son usage; les autres se sont contentés de prohiber ce vêtement dans ses formes les plus pernicieuses.

« Certaines personnes, dit Morell Mackenzie(1), portent des corsets tellement serrés que les os sont déformés et les viscères déplacés; ces corsets ressemblent plus à un appareil chirurgical, destiné à fixer les côtes, qu'à un article de toilette. C'est une sottise extraordinaire parmi les extraordinaires sottises de notre civilisation. Une femme bien faite n'a pas besoin de corset;

(1) *Loc. cit.*

si pourtant quelque support est nécessaire, elle choisira de préférence un vêtement renfermant juste la quantité de baleines indispensable pour lui donner de la solidité. Les lames d'acier sont une abomination qu'il faut laisser aux vierges folles, dont le sacrifice à la mode ressemble au martyre volontaire des fakirs. Que les corsets soient relégués à tout jamais dans les musées, à côté des carcans, des bottes, des billots et autres instruments de torture du Moyen âge. »

M. Bernard Roth (1), qui a fait une étude complète de la question, écrit : « Les côtes inférieures, mobiles à leur partie antérieure sont celles qui subissent le plus l'influence de tout vêtement serrant la taille ; aussi, les corsets ajustés, inflexibles, comme on les porte géné-ralement, compriment-ils de plus en plus ces côtes, au point que les extrémités, normale-ment éloignées, peuvent se rencontrer sur la ligne médiane. Cette pression permanente conduit à une difformité qui a pour consé-

(1) *Dress its sanitary aspect;* Churchil London, 1880.

quence une diminution notable dans le volume
de la poitrine et de la cavité abdominale ; la

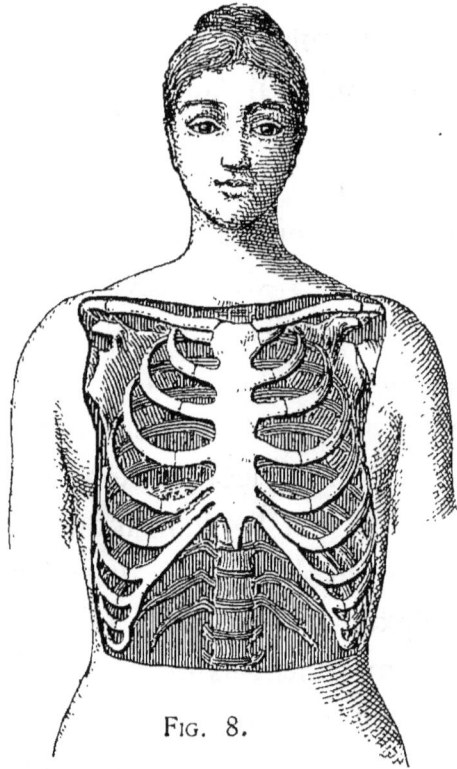

Fig. 8.

puissance respiratoire est, en outre, abaissée par
la difficulté avec laquelle peuvent s'exécuter
les mouvements du thorax. »

A propos de la différence du type respira-

toire, observée chez l'homme et chez la femme
dans la vie ordinaire, nous avons soutenu

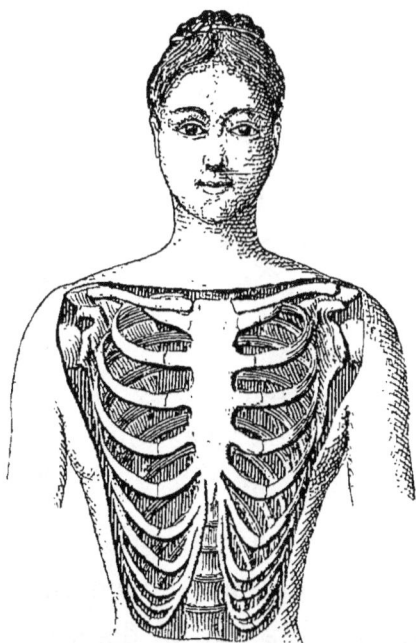

FIG. 9. — Poitrine déformée par l'usage du corset.
(*D'après Lennox Browne.*)

(page 21) que le mode claviculaire appartenait
au sexe féminin, non pas à cause des fonctions
gestatives, comme on avait pu le supposer,
mais par suite de l'usage continuel du corset

porté par plusieurs générations. Nous avons rappelé les expériences de deux médecins américains établissant que les femmes indiennes non civilisées, ne se servant pas de vêtement constrictif, ne respiraient pas suivant le mode claviculaire, mais bien, comme les hommes, d'après le type abdominal.

C'est donc au corset qu'il faut imputer la viciation du mode respiratoire dans le sexe faible, la difformité particulière de la poitrine constatée chez certaines personnes et la baisse de sa capacité vitale chez toutes celles qui se serrent la taille.

Lennox Browne a entrepris des recherches sur ce dernier point, au moyen du spiromètre, et l'instrument lui a fourni, dans la plupart des cas, de telles indications qu'il se croit autorisé à en tirer cette conclusion : le volume d'air expiré varie à peu près d'un tiers en plus ou en moins, suivant que le thorax est libre ou emprisonné dans un corset fabriqué avec des lames inflexibles.

« Une jeune dame, dit notre savant con-

frère (1), qui, d'après les tableaux d'Hutchinson,
aurait dû, de par sa taille, avoir une capacité
vitale représentée par 145 pouces cubiques (le
pouce cubique anglais correspond à 16,386 centimètres cubes), ne pouvait en expirer 100
qu'avec difficulté; elle se débarrassa de son
corset, et, au premier essai, elle envoya aisément 140 pouces d'air dans le spiromètre. Une
autre dame de petite taille devait avoir une
capacité vitale d'environ 120 pouces. Avant
d'avoir enlevé son corset, elle expira pénible-
ment 75 pouces, et, aussitôt après l'avoir ôté,
la quantité d'air fut portée à 118 pouces. Cette
dame a renoncé à mettre des corsets, et, depuis
qu'à leur place elle se sert de vêtements sans
baleines et sans lames métalliques, l'augmentation du volume d'air au spiromètre s'est main-
tenue. »

Nous-même avons répété ces expériences
dans les mêmes conditions, chez un assez grand
nombre de femmes, et les chiffres volumétriques
obtenus avec notre appareil démontrent que la

(1) *Loc. cit.*

baisse respiratoire due à l'action du corset peut varier entre 200 et 1,100 centimètres cubes; plus le vêtement est rigide et serré, plus le mouvement d'expansion thoracique est entravé.

Ces différentes considérations devraient nous conduire à prononcer l'interdiction formelle du corset; nous n'osons le faire, de peur de ne pas être écouté, et nous nous contenterons de conseiller aux dames qui chantent l'usage d'un vêtement aussi souple et aussi ample que le permettent les exigences de la mode.

Les partisans de la respiration diaphragmatique recommandent l'emploi des bretelles, de préférence à celui de la ceinture, qui, en comprimant le ventre, s'oppose à la descente complète du diaphragme. Nous avons, au contraire, déjà soutenu qu'une ceinture modérément serrée au-dessous des côtes rendait service aux chanteurs pratiquant le mode costal, qu'elle fournissait un point d'appui aux viscères abdominaux et facilitait ainsi l'élévation des côtes par le diaphragme.

Les bretelles ont l'avantage, en raison de la pression qu'elles exercent sur la clavicule, d'atténuer la tendance à soulever les épaules, que présentent certains artistes.

Faut-il laisser le cou à découvert ou le protéger au moyen de foulards, de cache-nez? Nous croyons que l'habitude de couvrir le cou rend cette partie du corps plus sujette à subir l'impression du froid et des variations de température; mais nous reconnaissons que bien des laryngites, des trachéites, des bronchites seraient évitées si les personnes susceptibles avaient le soin de mettre un foulard lorsque, par les temps humides, elles sortent d'un appartement très chaud.

Si nous examinons maintenant quel doit être le régime alimentaire du chanteur, nous commencerons par déclarer qu'il est bien difficile de donner des formules générales, des conseils s'appliquant à tout le monde. Chacun se guidera sur sa propre observation pour savoir, en fait de nourriture, ce qui lui est utile ou nuisible.

« On peut manger, dit Morell Mackenzie, d'après son appétit naturel, ce qui flatte le palais, pourvu

que l'estomac ne le repousse pas ; en thèse
générale, un adulte a été instruit par le plus pratique des médecins, l'expérience, sur les aliments
qui valent le mieux pour lui. Qu'il prenne ses
repas à des intervalles réguliers, mâche convenablement, et il peut se moquer en toute conscience des menus proposés par les inventeurs de
catalogues diététiques. »

Cependant, il est bon de faire remarquer que,
chez le chanteur, l'amplitude, la fréquence des
mouvements respiratoires et le défaut d'exercices physiques nécessiteront l'ingestion d'une
plus forte proportion d'aliments carbonés. On
sait, en effet, que les aliments se divisent en deux
grandes classes : les aliments *azotés*, nutritifs,
réparateurs, qui servent à la régénération des tissus (viandes, fromages, œufs, lait); 2° les aliments
carbonés, calorifiques, respirateurs, qui fournissent l'acide carbonique exhalé par les poumons
et par la peau, et sont la source principale de la
chaleur du corps (graisses, huiles, sucre, légumes,
fruits). Ces derniers doivent prédominer dans la
nourriture de l'artiste qui ne fait pas de grandes
dépenses musculaires.

Avant de se livrer à un travail vocal soutenu et fatigant, le chanteur s'abstiendra de substances peu digestibles ; le repas sera peu copieux et précédera de trois ou quatre heures le moment de paraître en scène. On conçoit qu'il est indispensable de ne pas distendre l'estomac par une trop grande abondance d'aliments, surtout lorsqu'ils sont difficiles à digérer ou produisent des gaz en quantité ; le volume et le poids de la poche stomacale et de la masse intestinale empêchent alors le diaphragme de se mouvoir librement et déterminent une gêne respiratoire, plus accusée chez les personnes qui emploient le type abdominal. La plupart des artistes de l'Opéra et de l'Opéra-Comique ont l'habitude, les jours de représentation, de ne pas dîner ; à trois ou à quatre heures de l'après-midi, ils font une légère collation et soupent le soir en sortant du théâtre.

L'usage modéré du café, du thé et des spiritueux ne saurait être bien répréhensible ; ces boissons à doses restreintes activent la digestion ; mais, s'il y a abus, la circulation générale est

accélérée et la respiration plus fréquente et
moins profonde. Nous n'avons pas à parler ici
des troubles déterminés dans l'économie par
l'alcoolisme.

Certains sujets peuvent fumer impunément
après le repas ; néanmoins, nous ne conseillons
pas aux artistes de suivre leur exemple, car le
tabac, outre qu'il détermine à la longue des
pharyngo-laryngites, peut momentanément produire une excitation du système nerveux, qui se
traduit par des battements de cœur et par des
mouvements respiratoires rapides, entrecoupés.

Avant de terminer ce court exposé d'hygiène
alimentaire, engageons les dames à surveiller
leurs fonctions intestinales et à combattre l'état
si commun de constipation par un régime doux,
laxatif, par l'emploi des légumes verts, des fruits
en compote, miel, etc. Les personnes qui respirent suivant le mode costal, en rentrant la
partie inférieure de l'abdomen, ont surtout à se
préoccuper de cette paresse intestinale ; le volume
du côlon descendant et du rectum étant exagéré, le retrait du ventre devient difficile.

L'activité de la peau sera entretenue au moyen de bains, douches, lotions, frictions, car, si l'exhalation cutanée se fait mal, il y a augmentation de l'exhalation pulmonaire, la muqueuse respiratoire devient plus susceptible et se congestionne plus aisément.

Les exercices musculaires des bras, des jambes, sont utiles au chanteur; outre qu'ils développent, comme nous l'avons déjà dit, la puissance respiratoire, ils favorisent la digestion, la nutrition et contribuent ainsi au maintien de la santé générale. Mais le travail des agents de la locomotion devra être limité et ne pas aller jusqu'à la fatigue, jusqu'à la lassitude, qui auraient un fâcheux retentissement sur les muscles thoraciques.

Enfin, les veilles prolongées, les abus sexuels sont très préjudiciables aux artistes; en épuisant le système nerveux, en affaiblissant l'organisme, les plaisirs, les excès amènent forcément une dépression du côté de l'appareil respiratoire.

CHAPITRE XII

RAPPORTS DE L'ÉLÉMENT MOTEUR AVEC L'ÉLÉMENT VIBRANT DE LA PHONATION

Hauteur d'un son. Rôle de la pression aérienne dans l'intonation laryngée. — Suppléance entre les agents musculaires de la respiration et ceux du larynx. — Compensation vocale. — L'insuffisance respiratoire enlève à la voix sa fraîcheur, sa pureté, son agilité, son étendue. — Fluxions laryngées, laryngites aiguës, laryngite chronique de même origine.

Jusqu'à présent, nous nous sommes borné à établir qu'une respiration puissante et habilement ménagée permettait au chanteur de régler l'intensité de la voix, de mesurer la durée des sons et de nuancer les phrases musicales. Mais il est un autre rôle important dévolu à la fonction respiratoire : celui de contribuer à fixer la hauteur des sons et de prendre part à l'acte complexe que les physiologistes ont étudié sous le nom de *compensation vocale*, et dont nous allons dire quelques mots.

Les lois de l'acoustique nous apprennent que la hauteur du son relève du nombre des vibrations exécutées par le corps sonore dans une seconde, et que le nombre de vibrations varie, pour une corde, en raison inverse de sa longueur, de son diamètre, proportionnellement à la racine carrée de sa tension et, inversement, à la racine carrée de sa densité.

Étant données les petites dimensions de la glotte, l'un de ces quatre facteurs a une valeur tellement prépondérante que les trois autres peuvent être regardés comme des quantités négligeables. La tension seule est l'agent capital de la modulation de la voix.

Or, cette tension n'est pas le fait exclusif de la contraction des muscles laryngés, comme on le supposait autrefois et comme quelques auteurs le soutiennent encore ; elle résulte également de la pression de l'air expiré. Cette manière de voir a été défendue par Ferrein (1741), Liscovius (1814), Mueller (1845). Dans ces derniers temps (1886), Lermoyez a remis en honneur cette doctrine quelque peu délaissée et que Bataille

(1861) avait en vain cherché à tirer de l'oubli.

Mueller (1), qui a fait de nombreuses expériences sur le larynx du cadavre, a reconnu que:
« A tension égale des cordes vocales par un poids, la force plus grande du souffle élève le son jusqu'à près d'une quinte et même plus, ce qui indique deux procédés pour produire un même son : souffler doucement avec une tension donnée des cordes vocales, souffler fort avec une tension moindre. A-t-on atteint le maximum de tension avec lequel les cordes vocales donnent le son le plus aigu possible par un souffle tranquille, on peut encore, en soufflant plus fort, faire sortir quelques sons plus aigus, mais criards. L'épreuve sur nous-même nous le montre aussi. »

Les artistes, sans se préoccuper des données scientifiques et par pur instinct, font, en effet, usage de ces augmentations ou diminutions de pression respiratoire, pour arriver à des résultats vocaux autrement impossibles à obtenir. Quand

(1) *Manuel de Physiologie*, traduction française de Jourdan, 1845.

ils ont atteint les plus hautes limites de leur voix, quand leurs muscles contractés au maximum leur refusent tout nouveau service, ils appellent à leur aide un souffle plus énergique et parviennent ainsi à donner des notes que l'action musculaire seule serait impuissante à produire. C'est pour cela que les forts ténors lancent à pleine voix l'*ut* de poitrine et que, par contre, les basses profondes doivent émettre des sons si faibles pour descendre aux notes les plus graves.

Lermoyez (1), qui a également fait des recherches cadavériques, arrive aux conclusions suivantes : « On n'insiste pas assez, dans les traités classiques, sur le rôle capital que joue la pression aérienne dans la détermination laryngée ; il n'y a pas seulement, quand on étudie la formation des notes, à tenir compte du degré de contraction musculaire qui correspond à une hauteur donnée, il importe de considérer au moins autant la pression exacte de l'air expiré à ce moment. Nous ne pouvons donner une note

(1) *Étude expérimentale sur la phonation*, 1886.

sans une certaine pression respiratoire ; or, cette pression à elle seule produit un degré de tension glottique qui s'ajoute à la tension déjà produite par l'action musculaire, de sorte que toute hauteur vocale résulte de la somme de ces deux tensions. Instinctivement ou par éducation, nous faisons cette addition de forces avec une exactitude si bien combinée que toujours leur somme est telle que nous la voulons, sans cependant que nous sachions au juste quelle part de cette tension musculaire est attribuable à l'action musculaire, quelle part à la pression aérienne. »

Il est utile d'ajouter que la tension passive des cordes vocales par l'air expiré donne lieu à un élargissement de l'ouverture glottique, si bien que certains auteurs ont cru trouver dans ce fait l'explication de la compensation vocale. Si, d'après eux, un chanteur peut émettre une note avec plus ou moins d'intensité sans modifier sa hauteur, c'est parce qu'une plus grande énergie du courant d'air est neutralisée par une plus large béance de la glotte, qui, en se dilatant, offre moins de résistance à la sortie du souffle et atténue proportionnellement la pression.

Nous préférons nous ranger à l'avis de Lermoyez, qui comprend d'une autre façon le mécanisme de la compensation vocale, admettant qu'à mesure que la tension passive augmente la tension active diminue par la contraction progressivement amoindrie du muscle tenseur des cordes vocales.

En rappelant ces données physiologiques, nous n'avons eu d'autre but que de faire ressortir les liens fonctionnels qui unissent, dans le chant, l'action des muscles laryngés et celle des muscles thoraciques. Ces agents peuvent se substituer, se suppléer dans leur travail, de telle sorte que, lorsque l'activité des uns faiblit, un surcroît de dépenses s'impose aux autres. Que la pression respiratoire vienne à baisser, les muscles du larynx doivent se contracter plus énergiquement, se surmener et, par suite, se fatiguer rapidement. Les mêmes inconvénients se présenteront lorsque la cavité vitale dimi-

nuera, cette dernière suivant toujours les oscil-
lations de la pression respiratoire.

En effet, René, qui s'est beaucoup occupé de
spirométrie, écrit (1) :

« La force d'inspiration et d'expiration est en
rapport avec l'activité fonctionnelle du poumon.
Quand la courbe de la capacité vitale s'abaisse,
la ligne représentant la courbe de la force d'inspiration et d'expiration s'abaisse également. Les
deux courbes indiquant la pression et le volume
sont à peu près constamment parallèles. » On peut
donc considérer comme équivalentes les expressions : volume, force, pression de l'air expiré, et
il est permis de les employer l'une pour l'autre.

Recherchons donc quels sont les troubles
laryngés qui peuvent résulter d'une insuffisance
respiratoire, et ici il ne saurait être question de
dyspnée véritable, d'oppression, d'étouffement,
ces différents états morbides écartant la pratique
du chant ; nous avons simplement en vue ces
modifications respiratoires légères qui ne sont

(1) *Gazette des Hôpitaux*, 1880.

guère relevées que par le spiromètre ou les instruments pneumographiques.

Supposons un chanteur dont la respiration est
devenue, ordinairement à son insu, paresseuse,
moins ample. Ce sujet, pour produire les mêmes
effets vocaux, doit exiger un travail supplémentaire de ses muscles thoraciques ou bien de ses
muscles laryngés.

Dans le premier cas, les sons peuvent être
d'abord émis avec autant d'intensité, la durée
des phrases musicales aussi longue, les notes
élevées aussi faciles ; mais, pour cela, il faut une
dépense exagérée des forces, qui ne tarde pas à
amener la fatigue des agents de la respiration et
la faiblesse consécutive de la voix. Puis le chanteur éprouve de la peine à tenir les sons, les
mouvements respiratoires, moins profonds, sont
plus fréquents, la voix a perdu son ampleur et
sa puissance ; du côté du thorax se manifeste un
sentiment de malaise, de gêne, de pesanteur ;
quelquefois même, ce sont des inquiétudes, des
points douloureux, des tressaillements qui sont
perçus au moment des contractions musculaires.

Dans un travail antérieur (1), nous avons cité des faits de ce genre, contrôlés au moyen du spiromètre, entre autres celui d'un éminent artiste de l'Opéra, qui ne chantait plus les *Rameaux* de Faure, parce que, dans la phrase : « Celui qui vient sauver le monde », il ne pouvait pas tenir aussi longtemps que d'habitude le son sur le mot « monde ». La guérison d'une affection nasale, qui avait occasionné une diminution dans le souffle, rendit à l'illustre baryton toutes ses ressources vocales.

Maintenant, passons au second cas, dans lequel, la capacité vitale étant amoindrie, le larynx est surmené. Le chanteur ne tarde pas alors à perdre la fraîcheur, la pureté de sa voix. Les muscles laryngés soumis à un travail exagéré deviennent paresseux, ils exécutent leurs contractions avec moins de régularité et de précision ; ils sont moins prompts à obéir à la volonté, ils n'ont plus la même vigueur, la même souplesse. Leurs mouvements sont moins justes,

(1) *Recherches spirométriques* ; Paris, 1890 ; Doin, éditeur.

moins délicats. La voix n'est plus aussi flexible, aussi agile; les vocalises manquent de grâce et de légèreté. L'artiste ne peut plus aussi bien filer les sons; les notes élevées ne sont émises qu'avec beaucoup de difficulté; la voix peut même baisser d'un ou de deux tons.

Nous avons connu une grande cantatrice, douée d'un merveilleux organe de soprano dramatique, qui a renoncé au théâtre parce qu'elle ne pouvait plus donner le si^{*}, le si^{*} bémol, le la^{*} et surtout parce qu'il lui était devenu impossible de filer les sons, ce en quoi elle excellait auparavant. La voix avait cependant conservé tout son éclat et sa pureté. Ces accidents tenaient à une insuffisance respiratoire d'origine réflexe.

Le chevrotement peut également provenir d'une respiration incomplète; les muscles du larynx, sous l'influence d'efforts démesurés, prennent l'habitude de se contracter par saccades et finissent par se soustraire à l'empire de la volonté. « On a une idée exacte du phénomène, dit Bataille (1), en se reportant aux trem-

(1) *De l'Enseignement du chant;* Paris, 1863 ; Masson, éditeur.

blements musculaires qui suivent généralement tout travail prolongé, comme, par exemple, le soutien à bras tendus d'un objet un peu lourd. »

Les troubles laryngés se révèlent parfois par de nombreux couacs que lance le chanteur dans les notes aiguës de poitrine, accidents dus au passage subit et involontaire d'un registre à l'autre, ce qui indique que l'artiste n'est plus en pleine possession de son instrument.

Ces manifestations vocales se montrent, en général, en dehors de toute apparence morbide de la muqueuse laryngée ; mais il est des cas où le surmenage de l'organe, consécutif à une baisse respiratoire, engendre des désordres locaux, appréciables au laryngoscope, et c'est la cause première des poussées congestives observées si fréquemment chez les chanteurs.

On voit alors des mouvements sanguins, des fluxions passagères survenir à la suite d'un travail vocal modéré, d'un court séjour dans une atmosphère sèche, d'un léger refroidissement, de l'action de quelques cigarettes, toutes influences auxquelles le sujet offrait précédem-

ment une grande résistance. Le sang arrive dans
les artérioles et capillaires de la muqueuse
laryngée sous une pression plus considérable,
les parois vasculaires se laissent dilater. Les
vaisseaux, devenus plus larges, reçoivent une plus
grande quantité de sang, l'état congestif est
constitué. Mais il n'y a pas encore de troubles
dans la nutrition, les éléments cellulaires ne
participent pas à l'irritation, les modifications
survenues n'atteignent pas le degré que l'on
constate dans l'inflammation.

Nous avons étudié ailleurs (1) ces fluxions de
la muqueuse vocale, et nous avons soutenu que
les phénomènes congestifs étaient essentiellement mobiles et fugaces, qu'ils se dissipaient
au bout de quelques heures, sans laisser le plus
souvent aucune trace de leur passage. Nous
avons signalé, comme symptômes fournis par
l'examen laryngoscopique, la rougeur et le
gonflement de la muqueuse. L'injection, dans
la variété qui nous intéresse, est ordinairement

(1) Étude sur les fluxions de la muqueuse laryngée, *Revue de
laryngologie*, 1884.

diffuse et généralisée, elle envahit la totalité du larynx, en étant toutefois plus marquée au niveau des bandes ventriculaires ; parfois, elle peut s'étendre à la membrane interne du pharynx et de la trachée; on a alors affaire à des congestions pharyngo-laryngées ou trachéo-laryngées. Le gonflement n'est jamais très prononcé, surtout sur les cordes vocales inférieures, où la muqueuse adhère intimement au ligament thyro-aryténoïdien ; la tuméfaction occupe plutôt la partie supérieure du larynx, les bandes ventriculaires, la commissure postérieure, la région aryténoïdienne, les ligaments aryténo-épiglottiques, endroits où la muqueuse est réunie aux couches sous-jacentes par un tissu cellulaire lâche et abondant, de telle sorte que la dilatation vasculaire et la transsudation séreuse y sont plus faciles.

En outre de la rougeur et du gonflement, le miroir laryngien nous a fait rencontrer chez quelques sujets un défaut de rapprochement des cordes inférieures. Les rubans vocaux, au lieu de se réunir pendant la phonation, comme cela se voit à l'état normal, laissent ouvert sur la partie médiane un petit espace ellipsoïde ; les bords libres n'ont plus une direction parallèle, ils forment une ligne concave. Il s'agit alors d'une paralysie bilatérale des muscles tenseurs des cordes, tenant à l'hypérémie concomitante des filets nerveux qui animent ces muscles ; l'akinésie peut être unilatérale.

Comme symptômes subjectifs, notons des sensations désagréables, parfois douloureuses, qu'éprouve le malade en arrière du cartilage thyroïde, gêne, sécheresse, chatouillements, picotements, chaleur, cuisson, sensations qui sont plus vives chez les personnes atteintes de nervosisme.

La toux fait défaut dans les formes légères, ou bien elle est sèche, brève, petite et se borne à un *hem* peu fréquent. Au contraire, lorsque la fluxion est intense et prédomine à la région aryténoïdienne, lorsque la sensibilité réflexe de la muqueuse est exaltée, la toux devient incessante, quinteuse, avec un timbre rauque et grave.

Les altérations de la voix varient aussi suivant le malade, suivant le degré et la localisation des phénomènes congestifs ; parfois, les notes ne sont voilées que dans la demi-teinte, mais le plus souvent il y a de l'enrouement ; enfin, l'aphonie caractérise les cas compliqués de paralysie bilatérale.

Après un certain nombre d'apparitions, les poussées sanguines et congestives deviennent inflammatoires si le chanteur continue à subir les mêmes influences nocives ; des troubles nutritifs se produisent alors dans les tissus, les accidents sont plus tenaces, ont une durée d'au moins quelques jours. Au laryngoscope, la rougeur et la tuméfaction sont plus accusées, on peut même constater de petites ulcérations sur la muqueuse ; la toux n'est pas toujours sèche ; après la période de début, elle est suivie d'une expectoration peu abondante. Du reste, les symptômes de la laryngite aiguë sont trop connus pour que nous pensions utile d'insister davantage.

La répétition des accidents inflammatoires

finit par déterminer un état catarrhal chronique de la muqueuse ; celle-ci se vascularise, son tissu conjonctif s'hyperplasie, ses glandes s'hypertrophient. Le miroir laryngien montre des cordes vocales dépolies, grisâtres, épaissies, dont les bords libres sont parfois inégaux et présentent de petits nodules. La voix a perdu son timbre, son éclat, sa pureté ; voilée dans le langage ordinaire, elle est éraillée au moindre effort. Quand la laryngite chronique est parvenue à ce degré, il ne saurait plus être question de chant ; l'avenir artistique du sujet est bien compromis.

Quels sont les moyens thérapeutiques à opposer à ces différentes manifestations laryngées ? Avant tout, et principalement aux premières atteintes de l'affection, rechercher la cause qui amène la diminution de la capacité vitale, qui provoque l'affaiblissement de la puissance motrice, et s'efforcer de faire disparaître les conditions génésiques que nous indiquerons bientôt.

Dans les fluxions du larynx, nous conseillons

des inhalations et pulvérisations émollientes et légèrement astringentes, des compresses mouillées autour du cou, un purgatif salin, des sinapismes aux extrémités, une potion à l'aconit, enfin des attouchements laryngés avec une solution faible au chlorure de zinc.

Dans les laryngites aiguës, nous prescrivons des boissons chaudes, des bains de vapeur humide, des pulvérisations tièdes avec une infusion de feuilles de coca, des révulsifs, des dérivatifs ; nous administrons à l'intérieur des balsamiques, le benzoate de soude ; enfin, comme médication locale, nous donnons la préférence aux solutions iodées ou mentholées.

Dans la laryngite chronique, il faut surtout compter sur les pulvérisations phéniquées, les solutions d'azotate d'argent en attouchements, sur le traitement des stations thermales.

Dans les cas de paralysie, on doit recourir à l'électricité.

Enfin, au moment des périodes aiguës, il est important de recommander aux artistes le repos absolu des organes vocaux ; rien n'est plus préjudiciable à la voix que de chanter lorsque la muqueuse laryngée est le siège d'une poussée congestive ou inflammatoire.

———

CHAPITRE XIII

CONDITIONS ÉTIOLOGIQUES PROVOQUANT UNE BAISSE DE LA CAPACITÉ VITALE

Utilité du signalement spirométrique. — Faiblesse respiratoire due au surmenage. — Changement de méthode. — Affections nasales, obstruction, phénomènes réflexes. — Hypertrophie des tonsilles palatines, de l'amygdale linguale; pharyngite chronique. Emphysème et tuberculose pulmonaire à leur début. — Gastralgies, dyspepsies flatulentes. — Distensions gazeuses de l'intestin.

Il nous reste à examiner les conditions étiologiques qui, tout en étant compatibles avec la pratique du chant, sont susceptibles d'entraver le jeu des muscles de la respiration et de porter atteinte à l'activité fonctionnelle du poumon. Nous ne parlerons pas des affections aiguës ou chroniques, locales ou générales, troublant profondément l'organisme, et dans le cours desquelles on ne saurait songer au moindre exercice vocal. Nous nous bornerons à indiquer certains états de maladie, de sur-

14

menage, qui occasionnent une diminution de la capacité vitale, souvent à l'insu de l'artiste.

Et, à ce propos, qu'il nous soit permis de faire remarquer combien il serait avantageux pour le chanteur de connaître sa mesure spirométrique normale, combien il lui serait utile de renseigner sur ce point le médecin, qui pourrait alors apprécier aussitôt de légères baisses respiratoires ; car il n'est pas possible de fixer à l'avance la quantité d'air maximum que doit expirer un individu en pleine santé. Les tables dressées dans ce but, en se basant sur la taille du sujet, sur son sexe, sa force musculaire, la hauteur de son tronc, le poids de son corps, le diamètre de sa poitrine, conduisent à des évaluations peu exactes. Des expériences répétées sur un grand nombre de personnes bien portantes nous ont montré que, dans bien des cas, les fameuses lois d'Hutchinson ne pouvaient s'appliquer aux chiffres volumétriques constatés. Aussi avons-nous pris l'habitude de ne pas affirmer de diminution volumétrique dans la maladie avant de nous être assuré de la véritable capacité pulmonaire à l'état normal, par des recherches directes et ultérieures, qui seraient rendues inutiles si le chanteur était en possession de son signalement spirométrique.

La fatigue des muscles thoraciques est une cause assez fréquente de faiblesse expiratoire. Il est aisé de comprendre que les agents musculaires surmenés, à la suite d'exagération dans la durée des exercices, dans l'émission des notes poussées avec une intensité trop grande, seront moins aptes à fournir la somme de travail qu'exigent les larges mouvements d'ampliation et de retrait thoraciques. Tous les professeurs de chant ont rencontré des faits de ce genre ; tous les médecins spécialistes ont observé des accidents laryngés chez des élèves qui avaient d'abord ressenti du malaise, de la pesanteur, des tiraillements, des points douloureux au niveau des côtes, chez des débutants qui avaient d'abord éprouvé un peu de gêne respiratoire, un peu de difficulté à tenir les sons. Que l'on se serve alors du spiromètre, et l'on verra ensuite, lorsque la respiration sera redevenue normale, qu'il s'agissait d'un amoindrissement de la capacité vitale.

Nous avons déjà dit que Mandl considérait ce surmenage des muscles thoraciques comme une des conséquences ordinaires de l'usage du type claviculaire ; la chose est possible s'il y a abus, excès de la part du chanteur ; mais autrement l'emploi sage et modéré de tel ou tel mode ne peut créer de toutes pièces un état de faiblesse respiratoire et laryngée.

Par contre, il est parfois nuisible de changer le type de respiration dont on se sert depuis longtemps.

Supposons un chanteur habitué au mode costal lui permettant d'emmagasiner 4,500 centimètres cubes d'air, et qui soit contraint par un professeur d'adopter le mode abdominal, avec lequel il introduit dans sa poitrine seulement 4,000 centimètres cubes. L'artiste a un demi-litre d'air en moins à sa disposition, et, comme il n'a souvent pas conscience de cette perte, comme il cherche à obtenir les mêmes effets vocaux, il doit compenser l'affaiblissement de son souffle par une augmentation des forces laryngées, ce qui amène, du côté des cordes vocales, les accidents déjà signalés.

Une atténuation de l'activité fonctionnelle du poumon peut résulter d'une affection nasale ; c'est là un fait que nous avons démontré, en constatant, au moyen du spiromètre, de faibles abaissements du volume d'air chez certaines personnes présentant simplement une altération légère de la membrane pituitaire (Recherches spirométriques, 1890).

De longue date, les cliniciens, Dupuytren, Shaw, Chassaignac, Lambron entre autres, avaient été frappés de la configuration particulière que présente le thorax des sujets respirant par la bouche.

« La poitrine, dit Robert (1), au lieu d'offrir sur ses parties latérales une surface régulière et arrondie, est, au contraire, déprimée, plane, et même quelquefois concave, comme si, à l'époque où les côtes étaient molles et flexibles, on les avait comprimées d'un côté vers l'autre. »

Mais ces observateurs, ne soupçonnant pas l'existence de la tonsille pharyngienne, avaient mis ces accidents thoraciques sur le compte de l'hypertrophie des amygdales palatines. Aujourd'hui, il est reconnu que ces déformations costales se rencontrent surtout chez les individus qui ont les voies nasales obstruées par des masses adénoïdes. Ces sujets respirent uniquement par la bouche, au moins pendant le sommeil, alors que le voile du palais retombe inerte sur la base de la langue, opposant ainsi un nouvel obstacle à l'entrée de l'air. Il y a donc insuffisance du courant inspiratoire, avec halètement, essoufflement le jour, au moindre effort, et réveils fréquents, cauchemars, sueurs profuses durant la nuit.

On conçoit aisément que ces troubles de la respiration ne soient pas liés exclusivement à la présence de végétations adénoïdes dans le naso-pharynx, mais qu'ils soient engendrés par

(1) *Bulletin thérapeutique*, 1843.

toute affection déterminant l'imperméabilité des
fosses nasales : catarrhe hypertrophique, polypes
muqueux, déviations, éperons de la cloison,
corps étrangers, etc.

En dehors de ces symptômes d'ordre purement mécanique, les maladies du nez sont
susceptibles de provoquer du côté de la poitrine
une autre série de phénomènes d'ordre réflexe ;
nous voulons parler de ces troubles dyspnéiques
bien connus aujourd'hui et que nous avons
étudiés dès 1882 (1). Un véritable tissu érectile
est renfermé dans l'épaisseur de la membrane pituitaire. Ces corps caverneux, à mailles étroites,
superficielles et à lacunes assez larges dans la profondeur, sont manifestes sur le cornet inférieur,
sur le bord du cornet moyen et aux extrémités
postérieures des cornets; ils existent aussi sur
la cloison. Ce tissu érectile entre en turgescence
sous l'influence des causes les plus légères et
les plus variées ; les filets terminaux du nerf
trijumeau sont excités, et, chez certains malades,

(1) *Sur les rapports de l'asthme et des polypes muqueux du
nez*, 1882.

cette irritation aboutit à différents réflexes qui peuvent se produire dans des régions éloignées de l'organisme. Parmi ces réflexes, le spasme bronchique mérite d'être cité en première ligne; à l'heure actuelle, il est peu de médecins qui refusent d'admettre l'origine nasale de certains asthmes. Des faits aussi nombreux que probants ont, du reste, été rapportés à l'appui de cette doctrine.

A ces preuves pathologiques établissant le rôle important que jouent les affections nasales dans la production de certaines dyspnées, il convient d'ajouter les données qui nous sont fournies par l'expérimentation sur les animaux. François Frank (1), en opérant sur des chiens, des chats, des lapins dont la voûte du nez avait été mise à nu préalablement, et dont le cornet ainsi que la paroi externe avaient été enlevés d'un côté, a reconnu que le spasme bronchique suffoquant, assez énergique pour se traduire, même à la vue, par la dépression des espaces intercostaux chez l'animal trachéotomisé, pou-

(1) *Archives de physiologie normale et pathologique*, 1839.

vait être obtenu par toute stimulation nasale un
peu vive, portant sur les cornets, surtout lorsque
la muqueuse était enflammée.

Donc, par le fait d'une irritation nasale donnant
lieu à un réflexe, ou par suite d'un défaut de
perméabilité nasale, il peut survenir dans les
fonctions respiratoires des troubles d'intensité
variable. Parfois, les désordres provoqués con-
sistent en de formidables crises d'oppression ou
se manifestent par des déformations thoraciques.
Dans d'autres cas, au contraire, les modifications
apportées dans le jeu régulier des mouvements
respiratoires sont à peine sensibles ; elles n'occasionnent pas de dyspnée véritable et ne sont
guère indiquées que par le spiromètre ou les
instruments pneumographiques.

Ces diminutions légères de la capacité pulmonaire devront toujours être recherchées chez les
chanteurs atteints soit de rhinite hypertrophique, soit de catarrhe naso-pharyngien, et se
plaignant en même temps d'une certaine difficulté à tenir les sons, à donner les notes aiguës.
A maintes reprises, il nous est arrivé de guérir

des altérations de la voix par le traitement approprié de l'affection nasale qui leur avait donné naissance en abaissant la puissance respiratoire.

Citons le fait relatif à une jeune artiste possédant un superbe organe de soprano bien timbré, flexible, étendu, allant de l'*ut*³ au *ré*⁵. En 1885, cette personne s'aperçoit que sa voix n'est plus aussi solide ; si elle chante longtemps, elle ressent de la gêne, de la chaleur dans le larynx ; la respiration est moins ample ; lassitude générale et sensations pénibles dans le thorax après de longs exercices ; nervosisme, irritabilité, fréquentes envies de pleurer.

Pas d'essoufflement pendant la marche. Volume spirométrique: 2,900 centimètres cubes.

Rien au pharynx, au larynx, ni dans la poitrine, mais rhinite hypertrophique double, marquée surtout à gauche, où il y a déviation de la cloison avec éperon cartilagineux. Nous proposons à la malade un traitement rhino-chirurgical ; nos conseils ne sont pas écoutés.

En 1886, les troubles de la voix se sont

accentués, la malade ne peut plus donner l'ut^5
et le $ré^5$; chevrotement assez appréciable, difficulté extrême de filer les sons; la vocalisation
est défectueuse. En outre, enrouements fréquents
à la suite d'efforts vocaux et en dehors de tout
refroidissement et autres causes extérieures.
Pendant une de ces poussées, la muqueuse
laryngée, les cordes vocales inférieures sont le
siège d'une assez vive coloration. De plus, la
malade a encore perdu de son souffle, la fatigue
thoracique est plus prononcée; au spiromètre,
2,700 centimètres cubes.

L'éperon cartilagineux de la cloison est résé-
qué; la rhinite hypertrophique est traitée au
galvano-cautère. Repos absolu du larynx pendant huit mois. En 1887, un an après l'opération,
la capacité pulmonaire était de 3,400 centimètres
cubes; plus d'enrouements, la voix est revenue
en partie. A la fin de 1888, cette artiste nous
dit qu'elle chante aussi bien qu'avant sa maladie;
elle a depuis remporté de nombreux et brillants
succès, tant en France qu'à l'étranger.

Nous pourrions rapporter d'autres cas du

même genre ; mais il est inutile de les reproduire, car ils sont à peu près semblables au précédent. Le réflexe respiratoire, sous la dépendance d'une rhinite hypertrophique ou de polypes muqueux, se développe ordinairement chez des sujets appartenant à la classe des névropathes arthritiques, c'est-à-dire chez des individus atteints de nervosisme et présentant, en outre, les attributs des diathèses goutteuse ou rhumatismale. Ces malades, souvent issus de parents asthmatiques, sont eux-mêmes des candidats à l'asthme. La prédisposition étant innée ou bien encore acquise, il suffit, pour provoquer les phénomènes spasmodiques, de l'intervention d'une cause déterminante, d'une irritation qui ne siège pas toujours dans le nez. Les tonsilles palatines, la paroi pharyngée, l'amygdale linguale, l'estomac, la peau, les ovaires sont également des foyers d'excitation. Quelle que soit l'origine de l'impression qui parvient au bulbe et se réfléchit sur les filets bronchiques du pneumogastrique, les troubles respiratoires pourront ne pas prendre la forme dyspnéique et consister simplement en une diminution de la capacité vitale, qu'il sera utile, chez les artistes, de constater à l'aide du spiromètre.

L'emphysème pulmonaire est une affection à laquelle sont particulièrement exposés les chanteurs, ainsi que tous les individus dont les professions nécessitent des efforts puissants et répétés : portefaix, forts de la halle, débardeurs, commissionnaires, crieurs publics, joueurs d'instruments à vent, souffleurs de verre, etc. Cet état pathologique est caractérisé par la formation dans le poumon de cavités ampullaires qui résultent de la dilatation et de la fusion d'alvéoles dont les parois sont altérées par des troubles de nutrition.

Ces parois amincies, atrophiées, manquent de résistance et se laissent distendre, forcer, perforer par des pressions expiratoires qui seraient insuffisantes pour vaincre l'élasticité d'un poumon normal ; plus il sera fait un usage fréquent de pressions élevées, comme dans l'acte du chant, plus sera favorisé le développement de la maladie.

Lorsque l'emphysème a envahi une grande

partie du champ respiratoire, il donne lieu à un ensemble de symptômes qui rendront facile le diagnostic de l'affection : les malades ont la respiration courte et bruyante, ils sont suffoqués au moindre mouvement, ils marchent en avançant à petits pas, pour parler ils sont obligés de couper leurs phrases afin de prendre haleine, ils ne peuvent garder la position horizontale et, la nuit, doivent s'asseoir sur leur lit.

La configuration du thorax prend, chez ces sujets, un aspect particulier : la poitrine est globuleuse, elle a la forme d'un petit tonneau, les espaces intercostaux paraissent élargis, le sternum fait saillie en avant, des voussures se montrent dans les régions claviculaires. La percussion donne un son plus clair, plus éclatant qu'à l'état normal ; à la palpation, les vibrations vocales sont affaiblies ; à l'auscultation, on constate une diminution notable du murmure vésiculaire, la respiration prend un timbre rude, l'inspiration est pénible, l'expiration prolongée. Le plus souvent, l'oreille perçoit en même temps des râles ronflants et sibilants ou des râles humides, signes du catarrhe bronchique qui accompagne ordinairement l'emphysème et qui est la cause de la toux quinteuse et de l'expectoration muco-purulente dont se plaignent les malades.

La spirométrie montre qu'à ce degré de l'affection la capacité vitale du poumon a baissé dans les proportions énormes de 40 à 60 p. 100 ; d'après Wintrich, le volume d'air expiré tombe de 4,000 centimètres cubes à 2,000 et moins encore. Tout exercice vocal a été depuis longtemps abandonné lorsque l'étendue du champ respiratoire a subi une telle réduction, et, malheureusement, aucun moyen thérapeutique ne peut alors rendre au poumon sa puissance et son élasticité. Par contre, avec un traitement bien dirigé et basé sur l'administration de l'iodure de potassium à l'intérieur, sur l'emploi de l'air comprimé, de l'air raréfié, sur le séjour dans le Midi pendant l'hiver, sur les saisons d'eaux minérales pendant l'été, on aura des chances d'enrayer la marche de l'emphysème s'il est encore à une période peu avancée ; les effets curatifs seront

d'autant plus prononcés que le début de l'affection sera plus voisin. Mais il est presque impossible de reconnaître le moment où la maladie
commence à se développer, les symptômes
objectifs ne sont appréciables que lorsqu'un
assez grand nombre d'alvéoles pulmonaires sont
déjà dilatés.

Cependant, avant l'apparition de tous les
autres signes, alors même qu'il n'y a pas le
moindre essoufflement, le chanteur éprouve de
la difficulté à tenir les sons, à leur donner la
même intensité que par le passé, à dire des
phrases musicales aussi longues ; il sent que le
souffle lui fait défaut. Si la baisse spirométrique
constatée est consécutive à une bronchite aiguë,
à une crise d'asthme, si l'examen de la poitrine
et des autres organes ne révèle rien d'anormal,
le médecin devra soupçonner l'emphysème et
agir en conséquence.

Les auteurs ont attiré l'attention sur la diminution de la capacité vitale que l'on notait au
début de la tuberculose pulmonaire, et Lasè-
gue, en particulier, a insisté sur les services

que rendait le spiromètre au point de vue du diagnostic, parfois si difficile à établir.

Certains états congestifs, localisés à la base des poumons, surtout chez les individus arthritiques, ne déterminent qu'une petite toux sèche et une légère gêne respiratoire.

D'un autre côté, des contusions à la région costale, des douleurs musculaires de nature rhumatismale pourront limiter le jeu de la cage thoracique ; des troubles de la respiration, d'ordre mécanique, seront aussi les seuls symptômes perçus par le sujet dans certaines formes latentes de pleurésie, sans fièvre, sans point de côté.

Enfin, les mouvements du diaphragme sont entravés par certaines affections de l'estomac : gastralgies, dyspepsies flatulentes ; les distensions gazeuses de l'intestin, observées si fréquemment chez les personnes nerveuses, les accumulations de matières dans le côlon, les maladies utéro-ovariennes auront la même influence et enlèveront ainsi à l'artiste une partie de ses moyens respiratoires.

FIN

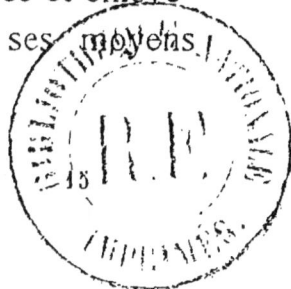

TABLE DES MATIÈRES

CHAPITRE III

RESPIRATION ORDINAIRE ET RESPIRATION ARTISTIQUE

CHAPITRE IV

HISTORIQUE DE LA RESPIRATION ARTISTIQUE

CHAPITRE V

RESPIRATION CLAVICULAIRE

CHAPITRE VI

RESPIRATION ABDOMINALE

CHAPITRE VII

RESPIRATION COSTALE

CHAPITRE VIII

RESPIRATION COSTALE (*Suite*)

CHAPITRE IX

RESPIRATION COSTALE (*Suite*)

CHAPITRE XIII

CONDITIONS ÉTIOLOGIQUES PROVOQUANT UNE BAISSE
DE LA CAPACITÉ VITALE

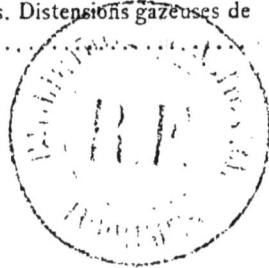

CORBEIL. — IMPRIMERIE CRÉTÉ-DE L'ARBRE

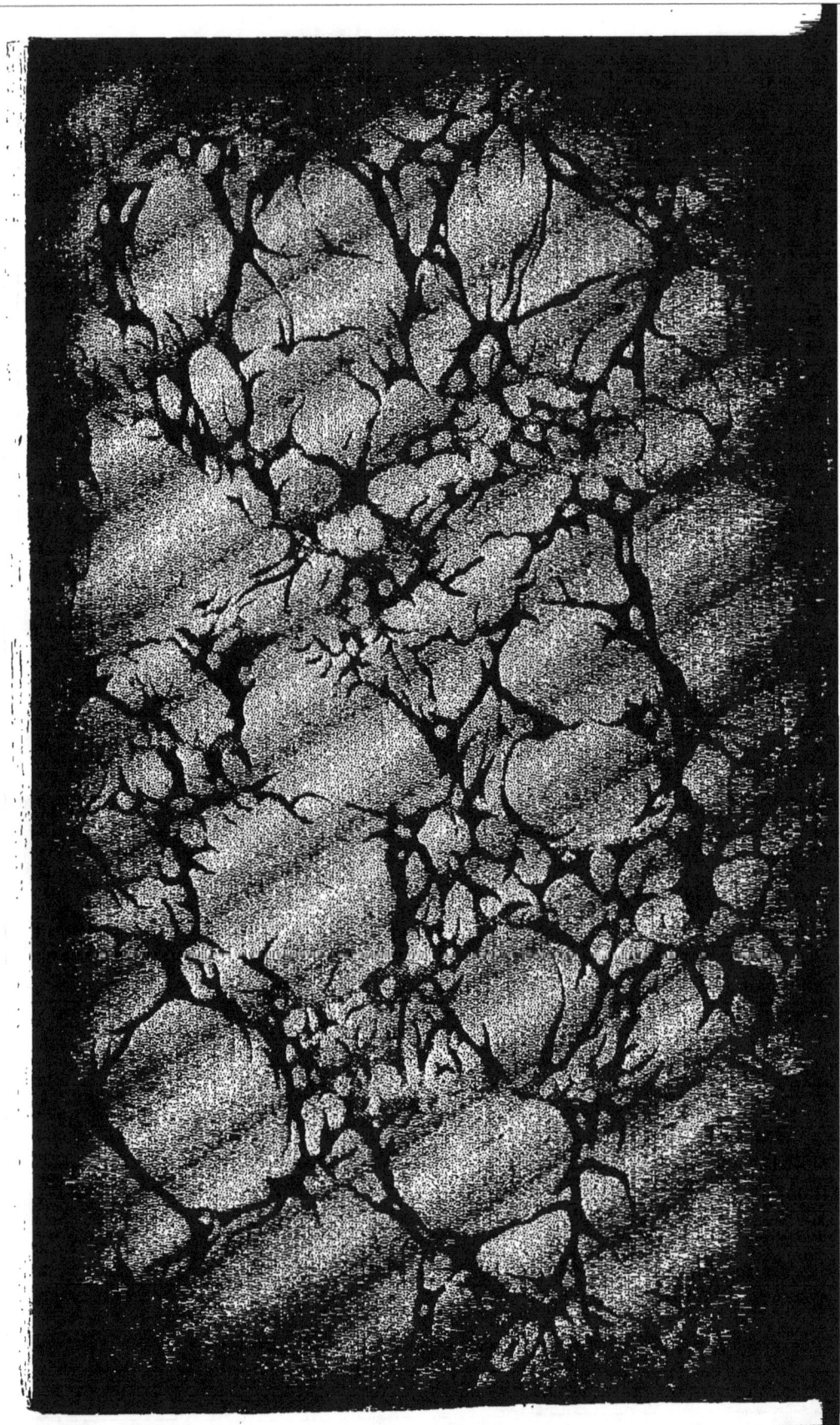

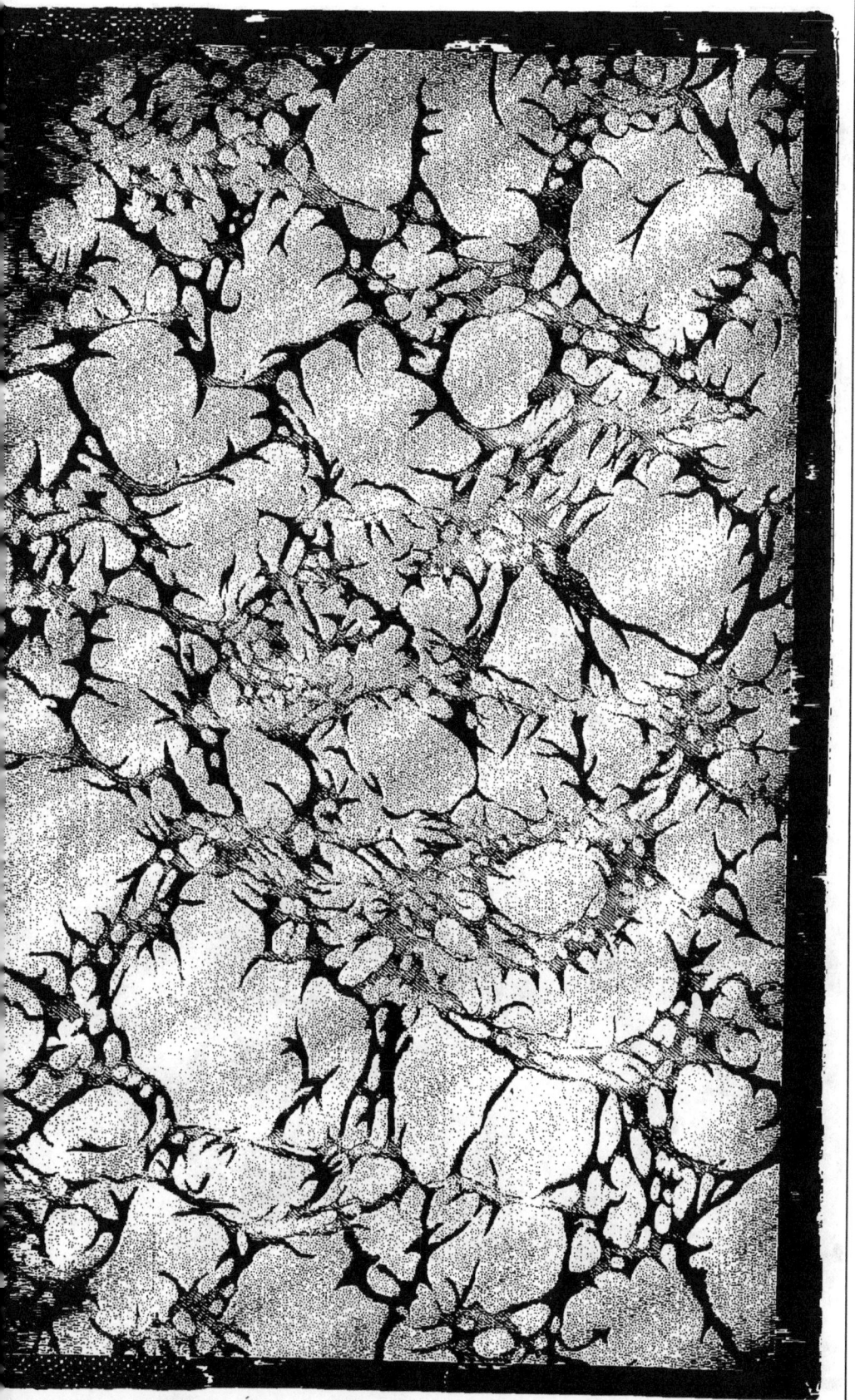

www.ingramcontent.com/pod-product-compliance
Lightning Source LLC
Chambersburg PA
CBHW070547200326
41519CB00012B/2136